U0319584

闭上眼睛
冥想养心

· 冥想是内心深处的觉醒之光 ·

龙人 ◎ 著

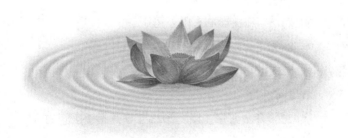

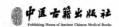

中医古籍出版社
Publishing House of Ancient Chinese Medical Books

图书在版编目（CIP）数据

闭上眼睛冥想养心 / 龙人著 . -- 北京 : 中医古籍
出版社 , 2023.8
　　ISBN 978-7-5152-2694-1

　　Ⅰ . ①闭… Ⅱ . ①龙… Ⅲ . ①精神疗法 Ⅳ .
① R493

中国国家版本馆 CIP 数据核字 (2023) 第 115425 号

闭上眼睛冥想养心

龙人　著

策划编辑　姚　强
责任编辑　李　炎
装帧设计　小　鹿
出版发行　中医古籍出版社
社　　址　北京市东城区东直门内南小街 16 号（100700）
电　　话　010—64089446（总编室）010—64002949（100700）
网　　址　www.zhongyiguji.com.cn
印　　刷　廊坊市海涛印刷有限公司
开　　本　880mm×1230mm　1/32
印　　张　8.25
字　　数　126 千字
版　　次　2023 年 8 月第 1 版　2023 年 8 月第 1 次印刷
书　　号　ISBN 978-7-5152-2694-1
定　　价　49.80 元

前　言

　　冥想就是排除所有的思虑、念头，把注意力转移到内心的感受，达到一种忘我的状态，让身心前所未有的放松。而这种放松恰恰是我们这些被焦虑裹挟着，每天都紧张兮兮的现代人身上最为稀缺，也最需要的资源。

　　你是不是一边想跟客户发火，一边满脸笑容轻声沟通？

　　你是不是一边吐槽领导苛刻，一边在群里为加班欢呼？

　　你是不是一边觉得要努力奋斗，一边对未来充满了无力感？

　　你是不是感觉有很多事要做，行动上却越来越懒散？

　　你是不是很想好好睡一觉，却辗转反侧睡不着？

　　你是不是常开导自己要开心，但莫名就感到忧伤？

　　……

　　有多少人把压力、郁闷、不爽、焦虑和愤怒都悄悄藏在了心底，不管内心如何翻滚，早上起来照样若无其事地去上班。作为一个成熟的现代人，我们扮演着社会给我们设定的各种角色，面带微笑或者神情麻木。

说好的要爱自己，却比谁都忽视自己内心的感受。而被我们忽视的情绪和需求，却不会因为我们的忽视、压制而主动消失，相反，它会暗流涌动，直到某个时刻，把我们推向崩溃的边缘……

美国哈里斯调查中心发布的报告显示，人类 60%~90% 的疾病都与负面情绪的处理不当有关。长时间在此状态下生活，不仅会引发失眠、抑郁等严重的心理问题，甚至会导致伤人伤己的过激行为。

这个世界正在狠狠惩罚，那些总是忽视自己内心的人！

年轻和奋斗从来不是人生的资本，身心健康才是。是时候给自己的忙碌和高压按下一个暂停键，用冥想去关注当下的内心感受和需求，去和自己好好相处，让内心不再被外界的事物影响。

科学研究证实，冥想者的脑电波更为平和，对紧张的刺激反应不大。如果可以控制这种反应，老年性高血压、冠心病、心血管疾病、糖尿病都将会得到改善。有人已将静思冥想作为一种治病的方法。

也有研究表明，冥想者在注射流感疫苗后，流感抗体大大增加，这说明冥想者的免疫系统对疫苗的反应更为强烈，从而可以提高人体免疫力。

即使是健康人，经常冥想也可以消除疲劳，减缓压力，控制负面情绪，提升专注力，改善睡眠质量等，给人的机体健康"充电"。

冥想，已经成为心理学界公认的，能够迅速、有效治疗现代心理亚健康的有效途径。也就是说，冥想已经成为一种被科学验证了的养生方式。

冥想曾作为封面报道两次登上《时代》杂志，推特、谷歌等知名企业都长期开展冥想培训课程。在斯坦福大学有一整栋冥想中心，牛津大学也有专门的研究冥想的中心。很多大公司的CEO和高管，也都对冥想趋之若鹜，比如乔布斯、比尔·盖茨。篮球巨星科比曾在他的纪录片里谈道，世界并不是一个平静的地方，每个人的内心深处都会有一些压力和焦虑，冥想就是以一种积极的方式去实现内心的平静和世界的平静。

在欧美的主流社会，冥想已成为被极力推崇的一种健康生活方式。但是被大佬明星们推崇，并不意味着冥想只适合权贵阶层。事实上，任何一个普通人，都适合冥想。最重要的是，冥想的方式并不高深莫测。

冥想的具体方法可以是多样的，有静坐冥想、饮食冥想、行走冥想、运动冥想、睡眠冥想等。冥想的时间和地点也不受限制，早上、午间、睡前、卧室、客厅、办公室，甚至地铁上、公园里都可以进行冥想。当然也有一些禁忌，比如初学者最好选择安静的、适合进入冥想状态的地方，冥想前最好空腹，早餐前或睡前做效果更佳。

冥想的对象也不固定，可以是过往愉快的事，也可以是美丽的自然风光，或者是去过的名山大川等等。只需要凭借自己丰富的想象，就可以遨游于天高水阔，达到精神上的放松，甚至浑然忘我，飘飘欲仙的程度。

冥想可以养生，但只有坚持去做，才会体验到它带来的改变和妙处，因为坚持本身就是修行。

本书从最科学的角度，用最优美且具有禅味的语言，讲述最真实经典的案例，向我们展示冥想的意义、过程和方法。让我们放下"冥想能给我带来什么""练习冥想我能达到什么境界"的功利心，从今天开始每天抽出 10 分钟，闭上眼睛去冥想。

只要坚持，我们的身体状态、精神桩体、心理状态，都会有正向的改变，进而收获身心的平衡和健康。

目 录

第三章

冥想前的准备工作

第四章

如何从心猿意马快速进入冥想状态

第五章

把生活变成流动的冥想

第一章
冥想是内心深处的觉醒之光

1
冥想不是思考，它是一束觉醒的光

提起冥想，我们最容易想到的就是"静而空"的心灵状态，为了达到这种心灵状态，便要摆脱所有想法和感受，于是我们努力将自己隔离开来，尝试进入这种无休止的"空"的状态。但实际上，没有人能够在没有任何想法、没有任何感受的状态下生活。所以，这种认为能够通过冥想达到"静而空"的想法其实是我们对冥想的一种误解。

冥想一词来源于西方，冥想 meditation 的词根来自拉丁文 meditare，意为锻炼。锻炼我们的感官，这才是冥想最初的含义。同时，冥想不仅是锻炼的过程，也是在与我们的内心对话。冥想既不是思考，也不是停止思考。

最初开始冥想的时候，我们总会被脑海中纷杂的想法所困扰。我们浅显地认为冥想就是要熄灭那些念头，于是虎视眈眈、气势汹汹地"盯着"脑子里的想法，哪里冒出来一个念头就赶紧想办法将它摁灭，从而变得越来越紧张、疲惫，完全与我们想要通过冥想放松心灵的目的背道而驰。

假设我们身处繁华闹市，虽以黑布蒙住了眼，即便看不见，但那些小吃摊上的吆喝声、行人来往的交谈声，甚至临街店面后厨的杂音，仍在耳中络绎不绝。这其实与冥想的前期状态十分相似，即便我们已经坐下来放松心神，那些嘈杂依然会在耳边、在脑海中响起。而我们要做的仅仅只是摘掉那块黑布，去亲眼"看"一"看"那些嘈杂真正的模样，去确认它们真实的形态，而不是通过思索补全画面或者企图消灭"声音"。

冥想不是思考，而是帮助我们拨开心灵云雾，像是在乌云间隙撒下的一束光，让我们能够更清楚、更清晰地看到一切。这被冥想带来的光，便是觉醒。

　　进入到觉醒这个层面之后，一切都是澄明的，又都是寂寞的。我们与这里真实存在的一切事物同处于当下，我们真实地拥有了当下这一刻，而没有过去和未来的干扰，这一刻即为永恒。在这一刻里我们完整的拥有自我，因为这里没有时间存在，故而除这一刻外我们不会再有自我感。如果我们能总是觉醒，我们就会活在包容的世界中，没有批判、没有恐惧。在与万物合一的感受中，心灵的杂念与幻象都消失了，我们会更加平等地看待众生。于是世界变得清澈明晰。

　　而在我们刚刚摘下黑布的时候，往往并不会喜欢在内心"看"清的东西，因为它或许就象征着混乱与泥泞。但冥想就是将我们向外的心转向内在，而这种转向对我们的好处是不言而喻的。就好像是早起照镜子，总要看一看我们的脸上是不是有哪里没洗干净又或是哪里起了痘，才好清洗干净，以朝气蓬勃的精神面貌去面对崭新的一天。

　　要注意的一点是，即便我们"看见"了心灵的混乱，也无须慌张，因为每个人都是如此，那就是心灵初始的样子。所以我们才要锻炼感官，修炼心灵。面对心灵的混乱，不要妄图控制，就像是要让嘈杂的大街迅速变得井井有条，这是不可能的事。我们应当做的，只是旁观。看那大街上纷纷扰扰又或是冷清孤寂，都不再重要，不再能牵动我们的心神，因为我们只是在它身侧，观察它。

2
觉醒不是创造东西，
而是觉察一直都在的东西

冥想不是思考，也不是停止思考，而是要觉察一直都在的东西。我们的心灵在最初往往都是混杂纷乱的，充斥着贪欲、愤恨，以及爱意与热情，如果我们想要去捋，那必然是总也捋不顺的，反而还容易让我们陷入各种情绪里，无法解脱。我们能做到的，只有觉察。

觉察，需要专注冥想，仔细观察、思考所有的情绪和想法。身心静止，打开思想，不要沦为思绪和情绪的奴隶，只是做一个旁观者。觉察当下，关注此刻的自己，进入显意识和潜意识层面，不要急着开始探索。静待心神安定，再开始观察。

在想象中觉察、修行，不仅能洞察自我，还能改善现状。在觉察呼吸、觉察心窍的过程中，想法会自然而然地产生，留存到最后的念想，就是最真实的自我。当我们心存最坚定的念想，开始觉察当下、觉察未来时，就能通达成功，获得超越时空的能量。

比如，我们可以觉察自己贪心的出现。注意，不要试图去消解它，也不要让自己顺应它，只是观察到它的存在，然后等等看，看它究竟何时会自己消散，像是台风，悄然而起又威力巨大，但终会散去。贪心是人之本性，谁都不能将之根除，它只是一直都在那里，我们也只需要觉知。每次觉察到它的出现就以旁观者的角度去看一看它，久而久之，我们就不会再受贪心的影响。贪心是暂时的，它忽大忽小，忽起忽落，只要我们坚守自我，不被左右，安定而平静。其他念想皆类同于此，不一而足。

有一个精神病人，他能够做常人能做的事，唯一的问题，便是怕鸡。每当听到鸡鸣，他就会失去自我，并认为自己是一粒米，会被鸡叼走，于是惊恐不安。医生的治疗方案中有一条就是训练病人有意识地去管理并肯定自己。

医生告诉病人："这是你的手。"病人重复："这是我的手。"

医生："这是你的头。"病人："这是我的头。"

医生："这是你的心跳，你是人，不是大米！"

病人明白了医生的意思。医生让病人重复练习，每天都要对着镜子说上几十遍"我是人，我是一个优秀的人，我还有爱人和亲人"之类的话。一个月后，医生为病人复诊，发现病人的精神状态好了很多，完全就像是一个正常的人。但当测试时出现了鸡鸣，病人却还是陷入了恐慌，他告诉医生："我当然知道自己是一个人，可那只鸡却不知道啊！"

觉察就像是一束光，这束光照在哪里，哪里就会变得一览无余，让所有可能会被我们忽略的念头无所遁形。这些念头或好或坏，可能会帮助我们找到灵感，也可能会使我们堕入深渊。如果我们能做到，无论我们的心灵被什么样的念头或情感所混淆，都只是观照"终将逝去"，而不被磋磨，这便是觉知。

无论什么样的念头或是情感都应该是被我们所接纳的，我们确实充满了贪欲、愤恨，但同时我们也拥有爱和热情。在冥想中觉察觉知，就像是为我们的心灵竖起一面镜子，让我们清晰地了解到自己究竟是什么样的人，并接受、认同我们自己。长此以往，我们便会经历一个巨大的转变，外物就很难再次给我们带来不好的影响。

在没有对照的情况下，我们很难真正觉察自我，所以我们需要通过观察他人来认识自己。当事情发生在他人的身上时，我们总会想："哪有那么难，继续往前不就好了吗？"而当它真正发生在我们自己身上时，却完全没办法像旁观他人时那样冷静。这就是所谓旁观者清。我们可以尝试观察别人身上的缺陷、优点、处事态度和遇事时的想法，再比照自身，将自己当成"他人"，冷静的旁观，便能够将自己抽离，从而觉察自我。

比能够觉察自我更重要的，是在生活中随时保持觉察的态度。有一些情绪是在生活的一点一滴中积累起来的，它长久而牢固，总是会网住我们又不肯离去，而我们明明知道这种情绪是不合理的，却无法说服自己放下。如果强行忽视它，待到受了强烈的刺激一股脑儿地释放出来，我们就会感到非常的痛苦。

这时候，我们就可以在冥想的过程中将这种难以消解的情绪当成是一个长期伫立的标牌，每天都去看一看，直到将它看成风景的一部分，不再突兀，而是理所当然地立在那里。这样，我们就不会再为其痛苦。无论是巨大的创伤还是挫败，抑或是难以原谅的事、无法放下的已故之人等等，这些都不是当下发生的，却一直隐藏在角落里，给我们的心灵带来隐患，只有保持觉察才能消解。

当然，保持觉察，直面自己的痛苦与不堪需要极大的勇气，所以我们需要通过冥想，不断地完善自我，修炼我们的心灵。同时，保持自我觉察也是让我们容易感到疲惫的一件事。自我觉察不是为了让我们立马就能放下、心情变好，如果只是抱着试试看的态度，便很难坚持下去。每天坚持冥想可以帮助我们在生活中有意识地保持觉察。

3

把心灵安放在自然状态
——不挣扎，不干涉

觉察是要做到以旁观者的角度观察我们的心灵，当我们检视自己的心灵和头脑时，会追踪每一个想法和每一次感觉，但也只是追踪，既不谴责也不辩护。于是我们就能放下矛盾，通透而理智地看待自我，觉察自我，宁静便产生了。像是一池水，随风停而静。

那么，我们又如何能够在观察的同时忍住什么都不做呢？诚然，在繁华闹市里多待一会的确没有关系，但我们总会忍不住想要让心灵的街道变得有序起来，进而加以干涉。随着我们逐渐能够自我觉察，心灵似乎得到了安宁，但某些情绪化的东西依然困扰着我们，在我们心灵的隐秘处搔痒，试图将我们从旁观者的角度推回到闹市之中。这种时不时被情绪骚扰的冥想体验实在令人烦躁，所以在冥想时，我们应当把心灵安置在自然的状态中，不挣扎，不干涉，顺其自然。

有这样一则小故事或许可以带给我们一些启发：禅院里的草地已然枯黄，小和尚央求师父快撒些草籽，以复绿地，师父却不急不躁，说只要买来，随时能撒。过了一段时间，师父在外出时顺带买回来了草籽，小和尚欢喜地将草籽仔细地洒在草地上。可惜天公不作美，很快便刮起大风，撒好的草籽被吹走了好多，小和尚万分焦急却又无计可施。师父便劝他，说那些能被吹走的大多是空的，无须担忧。好不容易等风停了，小和尚又慌乱于院里飞来的许多麻雀。它们不断啄食地上的草籽，小和尚担心明年这片地上不会再有绿草。师父却依然淡定如常，告诉他小鸟吃不完这些草籽，定会有新草生根发芽。来年春天，院中果然一片青翠，小和尚遂喜形于色。

故事中的事态发展就好像我们心中变化的情绪，即便不去管它，也会自然地发展下去，只要我们能保持觉察，保持身正心正，总会有一个好的结果。顺其自然真正的要义是清楚地认识到喜恶情绪和蒙昧状态对我们产生的巨大影响。我们蒙昧，不能觉察自我，才会让自己被情绪所控制。

我们也可以尝试想象一片蓝天，将它当作是心灵的深层实质，以及自然的状态。或许我们的心灵此刻并不明澈，被各种想法和混乱的情绪所填满，我们可以去回想上一次感到非常轻松、非常愉快的情形，那大概就是天晴的感觉。无论我们此刻是否真的拥有一片蓝天，重要的是放下心中的抗拒，去想象我们的心灵就是如此。

相对应的，再想象一下阴云密布的天空，没有一丝湛蓝，只有黑压压的云。这会令我们感到不适。假设这些云就是我们心中的想法，它们时而蓬松柔软、洁白无瑕，令人感到愉悦，时而又阴沉、厚重，使人感到压抑。

其实那些云的状态就是在反映我们某时某刻的心情或者感受。

也许我们会在乘坐飞机时注意到这样的景象：明明天空中云层厚密，但当飞机从云的一端穿过，另一端却是晴朗无比的蓝色天空。即便有大片大片的乌云覆盖，蓝色的天空也依然存在。就如同我们心灵的深层本质，即便会有各种云层一样或薄或厚的思想遮蔽，它依然是蔚蓝的天空，没有丝毫变化。当我们感到痛苦的时候，天空上就会出现阴云，也许蓝色的天幕上恰好只有那一片云，于是它便会轻而易举地夺取了我们的注意力。

故而，我们不需要创造任何"气泡"将自己隔离，强迫自己进入"静而空"的状态，我们的心灵本就是蓝色的天空，它始终都是那个模样，它始终都在那里。冥想并不是要我们去创造一种特殊的心境，也不是刻意地想办法将天空中的云全部赶走，而是以一种自然的心态，坐看云卷云舒。不必过分地在意那些阴云，将心灵放在安然的状态，不挣扎，不干涉，顺其自然，蓝天总会显露更多。

想象自己的心中有一片蓝天，为自己留下一片始终宁静的空地，我们随时可以依归于此，无论生活中发生什么事，我们的心灵都将拥有自由与豁然。顺其自然，让自己与情绪留一点距离，让自己能够在安心感和安定感的环绕中觉察情感的云彩。

4
冥想与心灵创伤
——凡被压制的，必会浮上来

痛苦的往事总是会令我们感到抗拒，于是我们将受伤的情感压抑，也不会再想要去接纳它。弗洛伊德说过："未被表达的情绪永远都不会消失。它们只是被活埋了，有朝一日会以更丑恶的方式爆发出来。"只要我们不肯接纳这份情感，它就是心底的一颗地雷，不知何时便会被引爆，我们永远也不可能获得恒久的安宁。

被压抑的创伤会在潜意识里影响我们的行为模式。比如，当我们在某一次求医时遇到了一位很不耐烦的医生，心理受到了伤害，那么下次生病时便会下意识地排斥去看病。我们所经历的痛苦永远不会消失，它是在我们记忆里客观存在的。"压抑"这种行为也不过是将我们不愿意面对的矛盾和否定排斥在主要意识之外，将这些负面情绪塞进箱子里，将它锁起来，这实际上只是一种自欺欺人的行为。与掩耳盗铃何其相似。

《盗梦空间》中，主角道姆一直压抑着对妻子的想念，但妻子的身影却一直在他的梦境里出现，根本无法避开。可能有些人认为，压抑内心的情感，逃离矛盾，封闭自己是一种为了保护自己所做出的积极行为，也是一种解决问题的方法。但事实证明，这种看似平静的海平面下其实波涛暗涌，也并不能持久，终有一天会在我们的心里掀起惊涛骇浪。

只要我们仍然感到抗拒，悲伤的情绪就不会降低它的存在感，并渐渐将我们的内心填满，使我们的自我效能大大减少。于是，我们就会更加地封闭自己，对生活失去兴趣、没有自信、犹豫不决，内心也变得敏感，甚至出现心理疾病。不要小看压抑的力量，长久如此，我们的身心将会受到更大的伤害。面对心灵创伤正确的做法，绝不是压抑和逃避。

安迪·普迪科姆曾在《十分钟冥想》一书中讲述他的痛苦过往。安迪与继妹外出骑自行车的时候不幸遭遇车祸，他的继妹在他面前被皮卡碾压，当场死亡。安迪无法接受这个事实，也不愿再正视周围的悲伤，甚至因此离家出走。但这也并没有让他更好过一些，悲痛仍潜伏在心底时不时就烫红他的双眼。

几个月之后，安迪收到了前女友因为心脏外科手术去世的消息。但安迪却置之不理，就好像他已经成为一个大男人，能够超然面对一切。但其实安迪只是将一切都藏在内心，并封闭了它。直到在本应轻松快活的平安夜里，又一次的车祸在安迪的面前夺走了他的朋友们的生命。安迪因此崩溃了。

被压缩的弹簧一定会回弹，我们在内心压制的痛苦情感和创伤，也必将会再次浮上来。或许它会因为外界的某种刺激突然来到表面，让我们像是又一次经历了过往的悲苦，或许它会以其他方式开始影响我们的生活，有时候甚至会影响到我们身体健康。

一味地逃避并不能让我们变得更轻松，冥想也不是要让我们忘记这些令人不快的情感。但是当我们更加觉醒的时候，这些情感就没有了发挥的余地。如果我们能够通过自我觉察而正视过往的伤痛，那么这些伤痛就会失去让我们痛苦的能力，变成一个只是被放在那里的勋章。

　　冥想很容易会被误解为是用来压抑感情或逃避困难的法宝，但其实觉知只有在我们愿意正视痛苦的时候才会有效果。面对创伤是艰难的，所以需要我们通过冥想学习如何打开心灵，获得坦然面对的勇气。我们在冥想的过程中与自己对视，看清我们身上的所有伤痛，但这并不意味着是陷于过去，而是要尝试着接纳它们，抚慰我们的心灵，让我们从痛苦中解放出来。

　　冥想能够帮助我们放开心灵，逐渐觉醒，但不会解决我们的所有问题。在冥想的过程中，我们用觉知来释放恐惧和依恋，通过觉察自我来驱散迷惑，减轻痛苦，以治疗心灵，而不是专注在我们的个人故事上，陷入自怜和悲苦的恶性循环。

　　我们的意识是螺旋状成长的，有时候宁静是必须的，但我们也要将生活中的变化整合到这种宁静中来。发展与放开是同时发生的，冥想使我们平静，接着是遭遇创伤的经历，然后再将其放开，又通过冥想回归宁静。最重要的是面对一切的勇气，只有这样，我们才能得到最深的疗愈。

5

冥想净化体内负能量，让你元气充足

在俗世中生存，飞涨的房价、孩子试卷上可怜的分数、大学好友又升职了、糟糕的交通、毒气一般的雾霾、剪不断理还乱的新冠病毒……让我们时刻都能感受到来自外界和内心的纷纷扰扰，让人身心疲惫。

我们把生活过成了加法，拼命去获得更多，而在物质增多的同时，我们内心的烦恼也在水涨船高。慢慢结成一张网，把我们罩在其中，就像枷锁一样，让我们失去了自由，失去了快乐。冥想则可以帮助我们摆脱羁绊和束缚，赢得轻松和自在。

演员珍妮弗·安妮斯顿说："静心就像一天的开始，能让你集中精力，紧张程度降低，你发现自己能够平静地同周围更好更容易地互动，你会感到一种平静的喜悦。"演员凯蒂·佩里也说："每天早上醒来，我都会在床上做20分钟的静心冥想，这是让大脑放松的时间，就像电脑重新开机一样。静心有点像药，但不是药，它是一种练习。对我来说，最好的休息是这片刻的冥想，就像一个高质量的午睡，帮我找到片刻的安宁。我每天没有太多的时间，但静心可以延长我的一天，它让我满血复活。"

冥想不仅可以疗愈心灵，更是一种调养身体的修养方法。通过冥想，我们的身体会得到足够的放松，过度消耗的能量也能得以补充。我们的思想、情绪以及感受等精神产物，其实都是建立在神经系统的生理基础之上的。所谓积郁成疾，就是当我们长期处在负面情绪之中时，身体里积聚大量的负能量，阻塞经脉，瘀滞气血，以至于影响到我们的身体健康。

《黄帝内经》有云，十二经络所主情绪各有不同，身体中的每个脏器所主的正能量也有所不同，如果身心平衡被打破，就会产生与各个脏器相对且各有不同的负面情绪。比如胆、肝、胃、脾、心的正向能量分别主中正、计谋、接纳、思考、欢喜，而负面情绪分别主焦虑、愤怒、急躁、委屈、怨恨。

如果胆经郁结，就容易出现犹豫不决、焦虑不安的情绪；如果肝经郁结，就容易怒气上头，经常指责对方；

如果胃经郁结，我们的言语、行为就会显得急躁；如果脾经郁结，我们便容易陷入自怜；如果心经郁结，被仇恨耗伤心血，便有可能患上心脑血管疾病，对健康大为不利。

我们的生活环境是复杂多变的，我们在生活中也一定会遇到各种各样的不平顺，从而产生负能量淤积于内。比如对于工作压力比较大的人来说，为了实现自我价值，为了成功，便不断的压迫自己努力拼搏，而这个压迫的过程，就是最容易积攒负能量的过程。而冥想可以帮助我们将紊乱调正。对于深受负能量困扰的人来说，冥想是清除负能量，扫除前进路上障碍的有效手段。

我们自己眼中的世界，在某种程度上其实是我们自己想象出来的，是我们内心的一种投射。而有关负面情绪的记忆，其实是人体的一种自我保护机制。冥想的过程，也是与自己对话的过程。我们应该去尝试让我们的内心世界与自己的恐惧坦然相见，感谢它以这样独特的方式保护着我们；去感激我们的身体而不是怨恨身体里的病灶，试着对着镜子里的自己说一句"对不起，没有照顾好你"；去想象我们沐浴在宇宙本源的能量之光里，所有受到的伤害都被抚平。由此身心合一，与我们共同前行。

当我们进入冥想状态以后，我们的身边自然就笼罩上一种类似保护层的氛围，环境中的负能量对我们便产生不了作用。在这个过程中，我们出现的疼痛或是其他的反应，其实就是清理负能量的过程。能量在我们的身体中是顺畅流动的，当身体里的能量强大到溢出来的时候，我们自身就会变成一个磁场，进而身体会进行自我疗愈，所有的负能量都会被消除。

卡梅隆·迪亚兹说："现在开始利用静心这个工具，去触碰自己最深入的内在，从内部为自己充电。"当我们完成冥想之后，我们自身的能量会变得更多更强，便不会轻易受到其他负能量的人的影响，甚至能够利用他人的负能量帮助自己达到更好。

6

致虚极、守静笃——在冥想中洗除贪嗔痴

佛家中的三毒称为贪、嗔、痴。贪为不愿舍弃并安享于五欲之境的心理活动，如贪食、贪睡、贪得等。嗔

为因厌恶而起的恼恨心理，嗔怒会引发仇恨，甚至会让愚钝之人引起争斗。痴为心性迷暗，愚昧无知，分不清什么是重要的，不知道哪个是可以舍弃的。我们在疲于应对生活中各种变数的同时，若不能及时疏解内心过度的欲望，就会逐渐滑向贪得无厌的深渊。

冥想是戒三毒的法宝利器。致虚极，守静笃，万物有根而生，经生长衰落，终又归根，人有本源，经喜怒哀乐，复回本真。所谓"定能生慧"，在冥想中安守我们的心灵，虚极静笃，一真在抱，可以有效地屏蔽令人烦恼的七情六欲，平息心头的胡思乱想，使我们的大脑清醒冷静，洗去三毒。

想象一下，一池平静而清澈的水，水很深，但却因为极度的清澈而显得很浅，我们甚至一眼便能望到底。假设，我们就在这水池边，不时地捡几块小石子扔到水中，便会看见每一块石子的落下都会在水面上激起一圈圈涟漪，水波开始荡漾，遮挡住我们的视线。当我们将整池水都搅乱的时候，我们便再也看不见水底的样子了。

这幅景象与我们心灵的表层面貌何其相似，无论是贪、嗔、痴，又或者其他什么想法，都是被扔进池水里的小石子，在我们的心里荡起涟漪。当我们放任并习惯性扔下石子，扰动水面，便会忘记它本来平静时应当是什么样子。即便我们知道这池水本不该如此动乱，但似乎我们越想要它平静，施加的干涉反而会激起越多的涟漪。在这种躁动不安的情况下，我们是不可能看到表象之下所掩藏的事物。如果我们不先让它平静下来，就无法拥有澄澈的心境。

然而我们在寻求平静与安详、快乐的时候，却采用了很多错误的方法。我们总是习惯于向外求取而不是向内。许多人企图借助感官的快乐，比如喝酒、跳舞等来消除内心的苦闷，却往往更沉溺于享乐，陷入被三毒所掌控的旋涡。所以我们需要的不是向外界释放、发泄，而是应当训练我们的感官，净化我们的心灵。

冥想是最有效锻炼感官和心灵的方法，通过冥想我们会体会到由心而发的真正的安详与快乐。很多人被生活中的纷乱所烦扰，感到彷徨无奈，甚至生出静修出家的想法，但这种避世的想法并不能解决根本问题。只有通过冥想，使心灵平静下来，冷静地面对生活，才能够逐渐了解并克服一切问题。

我们的身心浸染三毒，冥想是最好的洗涤办法。通过冥想，我们可以内观自己的内心，看涟漪轻荡又逐渐

平息，直到我们站在池水边，再也想不起主动地往里丢
任何一颗石子，看得清池底的水草飘摇。安下心来，自
我觉察的过程就是最好的清洗过程。

7
在冥想中寻回迷失的自我

现代社会上各种各样的内卷乱象绑架了我们的生活，
裹挟着我们无法按照自己的步伐节奏前行。我们竭尽全
力地扮演着一个又一个的角色：上司眼里的好下属、同
事眼里好相处的人、亲戚眼里值得父母骄傲的好儿女，
我们渴望赢得每一场战斗，社会的评价、亲朋的看法、
大众印象里的"成功"等等，这些"追求"让我们更加
努力，也让我们越来越疲惫和迷茫。

比如，听了一场演讲，立下 flag，热血沸腾了没几天，
就又丧到只想混吃等死；明明正在和同事讨论问题，不
知道因为哪一句，就忽然想拍桌子怼人；本来想和孩子
好好聊聊，一言不合，怒火上头，忍不住对孩子一阵吼
叫；有时候没来由地就想大哭，心里堵得慌。

我们只顾关注别人，满足别人，甚至讨好别人，却忽视了自己，从没有想过去关注和了解自己。就像走了太久，我们已经不知道去往何处，也忘了为什么而出发，我们已经迷失了自己，真正的"我"究竟在哪里？

禅一老师在《静坐禅》一书中讲述了他曾经遇到的一个病例：

一个中年男子因为心脏感到不适而来到禅一老师的诊室，浅聊之后便知道并不是心脏病的缘故。禅一老师见他神色憔悴，嘴边也起了许多小泡，便问他："是不是操劳太多了？"他点头，疲惫地说："确实啊，现在经济危机，生意不好做，股票也全被套牢。本来是盼着今年升职的，可公司的经营也不好，我被裁员了。"说着他叹了口气，"我都不知道怎么跟妻子说这个事情，只能天天瞒着她，出去在外面一待一整天，假装自己还在上班。这10个小时太难熬了！"

禅一老师劝导他多倾诉一些，别总一个人扛着憋着，免得时间长了，对身体再有什么妨碍。于是他便大倒苦水。聊完之后，这位男子看起来稍微轻松了一些，但仍能感受到他内心深深的疲惫。于是禅一老师教给他静坐冥想的方法，叮嘱他每日练习。一段时间以后，这名男子的心情变得越来越平缓，也找到了新的工作，重新开始了积极的生活。

我们总在认识外面的世界，却很少思索我们自身。当我们习惯于将自己在社会中的自我认同感寄托在对外部世界的征服上时，便很容易被社会评价牵着鼻子走。最直接的后果，就是在外界遇到顺境时，很容易获得满足，并全面地肯定自己，而遇到逆境时，又很容易陷入消沉状态，全面地否定自己。

为了摆脱这样的被动状态，我们应当静下心来思考，我们所在意的外界评价和个人成就，真的能够给我们带来真实的满足感吗？又是否真的能帮助我们找到心灵最终的归属？这种思考不是漫无目的的瞎想，也不牵扯过去和未来，而是在冥想中将自己保留于当下，唤醒感知力，觉察自我最本真的想法，问一问自己是真的想那样做吗？还是委屈了自己？

通过冥想，我们可以将对外界的关注收拢回对自我的专注，在觉知觉察的过程中，我们能够逐渐不再依赖外界的得失来界定自我，让我们的心灵独立、明澈起来。有一位著名的演员说："如果没有冥想，我早就迷失在名利场了。它是一个可以让内心变得安静的方式，冥想时，当我慢慢放松，进入内心，有个东西就打开了。我发现，对于我正在经历的一切，最好的方法就是坦然面对。当我学会了面对，内心就充满了勇气。"

在冥想中关注自己，不论外界如何变化，经历顺境还是逆境，又或是被"内卷"包围裹挟，我们都能保持足够的清醒，明确真正的自我。如果我们能做到平衡内在与外在的世界，就能回归到生命本来的喜悦。

第二章
冥想有益身心健康

1
冥想对抗抑郁和焦虑，有益心理健康

我们在生活中会遇到各种各样不顺心的事情，有时难免会感到焦虑或者抑郁，这已经是社会上的普遍现象。美国焦虑和抑郁协会表明："焦虑是最常见的心理障碍，每年影响着几十亿成年人。"我们不能完全将压力屏蔽在外，但却可以用合适的方法去面对和化解。消除焦虑、应对抑郁的最好方法，就是在日常生活中加入针对焦虑和抑郁的冥想。

冥想有很多种形式，其中不乏有助于改善自我情绪，使我们拥有更积极的人生观的冥想形式。科学家们试图通过对坚持冥想不同时间的冥想修习者以及没有进行过冥想修习的人进行大脑扫描，来解释冥想能够给情感带来积极作用的原理。研究结果发现，坚持冥想几十年和几年以及未曾修习过冥想的人大脑有所不同，冥想可以使成年人的大脑发生明显变化。同时，也有越来越多临床心理学、预防医学等方面的科学研究表明，冥想对治疗抑郁、焦虑、慢性疼痛等疾病有积极作用。

当我们冥想的时候，能够影响到大脑脑干中的神经元，使之参与到平缓的呼吸和冥想时的平静状态中，从而起到调节情绪的作用。在 2017 发表的一项研究中，科学家们发现在脑干中某个区域的神经元可以控制呼吸节律，而这部分神经元也与大脑的平静状态和觉醒状态之间的相互平衡有关。如果去除掉这部分神经元的一个基因片段，小鼠的平静行为会增加，觉醒状态随之减少，而呼吸节律没有变化。同时，这部分神经元又与负责注意力、觉醒及恐慌的蓝斑中调节去甲肾上腺素的神经元有关。长期冥想的人，呼吸节律更为悠长，心态更为平和，从神经学角度来讲，两者不无关系。

冥想缓解焦虑情绪

在我们的大脑前部有一个区域，叫作内侧前额叶皮质，是负责处理个人意识与经验相关的"自我中心"，与身体觉知以及控制恐惧的中枢神经有较强的联结。当我们存在负面情绪，或者受到惊吓，感到恐慌并有反抗意识的时候，内侧前额叶皮质就会有强烈的反馈，激发身体的"或战或逃反应"。

通过冥想，内侧前额叶皮质与控制恐惧的中枢神经之间的联结被减弱了，于是"自我中心"的启动阈值就会比一般情况下高。当我们再次面对令人心神不安的事情时，就能够更加理智地对待。随着冥想次数的增多，我们的焦虑感就会渐渐降低。

冥想也可以通过直接干涉大脑某一部分的活动而缓解我们的焦虑心理。大脑杏仁核是对环境压力第一时间做出反应的区域，因形似杏仁而得名。杏仁核对负面情绪尤其是恐惧情绪非常敏感，一旦有焦虑产生就会反应剧烈，焦虑的情况越严重，杏仁核的反应就越剧烈。而冥想可以影响大脑发生变化，当杏仁核缩小，我们的焦虑程度也会降低。

冥想改善抑郁情绪

在一项科学研究中，研究员将人群均分为三组，其中一组志愿者被要求进行冥想练习，另一组志愿者被要求进行身体放松的练习，最后一组不进行任何练习。两个月后，所有志愿者统一进行多任务压力测试。最终结果表明，进行冥想练习的小组压力水平较其他两组都低。故而，冥想确实可以有效地减轻我们身上的压力。

冥想对于抑郁治疗的效果也体现在对抑郁症复发率的降低作用上。临床中，抑郁症的复发率一直居高不下。一般有 60% 的抑郁症患者会复发，并且不止一次，而有过复发经历的抑郁症患者的复发率则远高于 60%。通过冥想方法缓解抑郁，可以有效降低复发率。

2
冥想改善工作成效，提高业绩

工作效率会影响一个人的健康吗？会。如果一个人在工作中效率低下，总是完不成任务，内部竞争、领导不满，薪水下调，今生无望等都会扑面而来……压力会越来越大。长期下来，健康就会受到不同程度的损耗。

冥想已经被广泛证明可以影响我们的行为，使我们更加专注，提升我们的工作效率。这种影响结果的出现与冥想能够改变大脑内部特殊区域的活动状态有关。比如，冥想可以减少内侧前额叶皮层的活动，让我们能够更好地控制自己的思想状态，给反思留出更多时间。

额叶是被冥想影响程度最深的脑部区域，在冥想时，额叶与平时的活跃状态完全不同，几乎是完全静默的。而这一部分脑部区域的功能又主要负责思考、情绪以及自我意识觉知等，它的静默就意味着我们的意识处于"空"的状态，没有杂念，我们自然能够冷静地看待眼前的事。

除了额叶部分，负责感知空间信息与时间的顶叶部分的活动状态在冥想过程中也有所减慢。同时，冥想会减慢负责输入有效信息流的丘脑的工作效率，使大脑获得的信息流减少，从而提升专注度。大脑中的网状结构也会在冥想过程中削弱受到刺激时唤醒身体应激反应的频率，让大脑从警戒状态放松下来，平缓情绪。

很多人将冥想的方式方法带入到了工作之中，这种做法让他们得到了切实的好处，甚至引领他们走向卓越。

位列 2021 年福布斯全球富豪榜第 88 名的美国桥水基金总裁雷·达里奥说过，在他的辉煌人生中，冥想是帮助他成功最重要的要素。苹果公司创始人乔布斯，在他的 ipad 里只下载了一本书，《一个瑜伽行者的自传》，这本书让他在静思冥想的修行中，一步步走上了成功的巅峰。

费波菲创始人将冥想的思维带入到了自己工作中的休息时间。他在时钟上定了一个冥想的时刻，然后适时地停下手里的工作，让自己每个小时都能休息一小会儿。这种冥想式的休息可以帮助他暂停自己的意识和浮动的情感与想法，让他的心绪得以释放，重新坚定目标，从而能够持续维持高效的工作状态。

德国柏林的一位公司顾问则是将冥想融入到生活中的一点一滴。他让自己每次都只做一件事，以锻炼、保持专注度。他带着冥想时的觉察去认真地做每一件事，尽力让自己感受当下。即便只是开门，他也要感受门把手的形状、温度、感触。在咖啡机旁等待时，便做一个简单的呼吸练习，利用碎片化的时间时刻保持觉察的状态。他说："停下来，呼吸，并让你的大脑焕然一新。"

实际上，许多大企业也已经引进了冥想训练的方法，埃特纳集团、高盛集团、通用磨坊等都为员工提供了可以在办公室进行冥想的条件。心灵导师帕克·乔普拉曾说："认识很多的华尔街学员，冥想使他们工作起来更有成效，因为他们能更好地集中精神。"高盛发言人大卫·威尔斯也曾表示，其公司的一名交易员在看到市场波动时会紧张到内脏疼痛，但练习冥想之后，这位员工的精神便缓和下来，变得更加稳定。

冥想改善我们的工作成效主要是从以下三个方面进行，提升注意力、提升创造力、提升记忆力。

关于冥想能提升我们的注意力这一点，《自控力》一书中介绍："冥想时血液会大量流入前额皮质，其主管自控力与专注力，通过冥想可以像锻炼肌肉一样锻炼前额皮质，最终达到提升自控力和专注力的目的。"练习冥想也是训练注意力集中的过程，长期坚持自然能够将提升注意力的益处体现在生活中，使我们能够更为专注地做事。

冥想能够提升创造力这一结论有科学实验研究作为支撑。为了研究冥想与创造力与发散性思维的关系，荷兰莱顿大学进行了一个实验，研究员们邀请了 40 位志愿者，其中包括一些长期进行冥想练习的人，也有一些从未接触过冥想的人。他们被要求在开始思维任务之前，先进行 25 分钟的冥想。实验结果显示，某些冥想方法确实可以促进人们的创造性思维。

冥想与快速记忆的能力相关。马缇诺生物成像研究中心的一位研究员发现，长期专注练习冥想的人较之没有练习冥想的人，在受到情绪和外物干扰的时候，可以迅速调整自己的脑波。这种迅速调整抗干扰的能力，其实也是快速记忆和认知整合能力的一种体现。科学家们还发现，长期练习冥想的人，额叶皮质中拥有更多灰质，这同样与工作记忆以及执行决策有关。

3
冥想提升自控力，让大脑更理性

冥想是一种能够锻炼、有效提升自控力的方法，其合理性也已经经过科学验证。《自控力》一书中提到："如果你经常让大脑冥想，会提升你的自控力，提升你集中注意力、管理压力、克制冲动和认识自我的能力。"神经学家提出，经常练习冥想，会改变大脑中前额皮质以及影响自我意识的脑区，使大脑灰质增多，长久如此，便有助于我们提升自控力。

自控力，是指理性控制、调节情绪，能够驾驭本能，由大脑掌控行为举止的能力，既能够激励自己勇敢前行，又能够压制不切实际或不恰当的欲望、行为和情绪等。如果将人比作马车，那么大脑的理性就相当于驾车的车夫，本能则是被理智套了笼头的马，而自控力，便是车夫控马的能力。

这匹马象征着最原始的欲望，也是我们进化过程中保留的动物本能：饿了吃，困了睡，认识永远是平面的，不会从其他角度进行思考，即为本我。超我像是这辆马车里所载的宝藏，不轻易示人却影响着我们的一举一动。那是内心道德规范与完美主义的化身，是积淀社会文明的基石，包括了普世的价值观和审美，比如我们为了美和健康而控制饮食，又比如勾践卧薪尝胆终得偿所愿。车夫驾马，使马车上路的这个结果，即为自我，是自控力协调完本我和超我之后的最终行为表现。

我们在成长的过程中，大脑也在不断地发育完善，变得越来越理性，就好像车夫驾驭马匹的能力也越来越高。于是，在一般情况下，我们的自控力与年龄应该是正相关。但在同龄人组的对比中，却并非所有人都水平相当，总有更优秀的人自控能力比普通人高。

冥想训练能够帮助我们在日常生活中觉醒自我意识，提升自控力。为考察冥想训练对自控力的干涉作用，科学家们邀请志愿者作了对照实验。从数百名高一学生中选取自控力最低的数十名学生，以自控力量表评分为准，将其分为两组，一组进行冥想训练，一组不进行。一个月后重新进行心理方面全方位测评，包括自控力、焦虑、抑郁等。通过实验数据得知，进行了冥想训练的学生自控水平较之前有明显提升，而没有进行冥想训练的学生自控水平则前后无明显变化。事实证明，冥想训练确实是帮助我们提升自控力且可行的训练方法。

像是要在健身房里挥汗如雨才能将肌肉锻炼得很漂亮一样，冥想训练同样需要我们付出。通过冥想训练，我们可以锻炼心灵力量，学会保持觉察，专注当下。但是，只是了解、明白，是远远不够的。冥想需要长久的坚持和练习才能体会到更深层次的好处。凯利·麦格尼格尔在《自控力》一书中写道："如果真有自控力的秘诀，那就是集中注意力。当你做出决定的时候，你需要训练自己的大脑，让它意识到这一点，而不是任它行事。"

4
冥想静养，让心脏更健康

有研究证实，坚持冥想的人，患心脏病的风险大大降低，心脏病的发作率降低了近一半，其疗效堪比治疗心脏病的新药。

曾有一位女士因为平时工作忙碌，压力太大，导致心脏病发作被送入医院。她躺在病床上抱怨，痛苦，不明白为什么偏偏是自己？她开始颓丧，意志消沉。

她的一个朋友来看望她，对她说："你也许觉得在医院躺着是受苦，但事情也没有你想的那么糟糕。你至少还可以在床上思考，以前你可没有时间。现在不正是你重新认识自己，梳理自己的机会吗？"

这位女士听了后开始在病床上思考自己的人生，过去和未来。一年后，她不仅出院了，而且成了一个非常快乐的人，因为她通过冥想懂得了珍惜当下。

研究人员发现，在冥想的时候，人的肌肉放松，心率和呼吸的频率变缓，显出较低的静息心率，主动脉负荷减少。

美国《科学杂志》报道了，玛赫西管理大学的预防医学专家罗伯特·施耐德和威斯康星医学院的内分泌学家西奥多·科琛医生，对冥想有益于心脏健康的课题专门进行了研究。

研究选了 201 名患有冠状动脉狭窄的美国志愿者，他们都是黑人，都属于心脏病的高发人群。志愿者被分为两组，两组都服用治疗心脏病的药物，不同的是一组练习印度导师圣者马赫什·约吉开发的超绝冥想，每天 15 到 20 分钟。

5 年后，修习冥想的志愿者的心脏病发作率比另一组低 47%。罗伯特·施耐德说，冥想和治疗心脏病的新型药物具有同样的强大功效。其原理尚未明确，但研究者认为大概和冥想能降低血压有一定的关系。

美国耶鲁大学的教授伯尼·赛格尔认为，冥想不仅可以治疗心脏病，还可以治疗关节炎，甚至可以辅助治疗艾滋病、癌症。

如果你想让自己的心脏更健康，那就开始冥想吧。你可以选择工作间隙，午间，或者其他任何时间。背靠

在椅子上，头部顺其自然地后靠或者斜靠都可以，然后
闭上眼睛静思。冥想的对象最好是过往愉快的事情，或
者是大自然里的清风、白云、蓝天、绿草，让想象去驰
骋。每天20分钟左右，每天可以进行2至3次。记住，
最好是空腹进行，或者在进食后两个小时。

5
冥想促进自我理解，塑造全新自我

让我们先来思考一个问题：你有没有真正和自己相
处过？

有人说，我每天都在和自己相处啊，我一个人去上
班，一个人下班，一个人看书，还一个人去看过电影。
也有人说，我常常一个人去跑步。

这看起来是和自己在一起，但并不等于和自己相处。
什么是和自己相处？和自己相处的方式，就是静下来，
不再关注外在的环境，也不再和外界有交流互动，全心
全意只感受自己，只跟自己的内心对话。而你一个人上
下班的时候，会刷手机，会打电话，一个人在看电影的

时候，心情也会跟着剧情人物的悲伤或者开心而高低起伏……所以，这些都不算是和自己相处，只是一个人的时候。

你也许发现了，即便是我们一个人的时候，我们也很忙，忙着和朋友视频，忙着刷手机，忙着健身，因为我们害怕孤独，害怕无趣，讨厌无聊。所以只好通过外界的不断刺激，来感受自己的存在。当我们忙碌于视觉、嗅觉、触觉、味觉和听觉的感知时，往往会忽视心灵真正的需求。冥想便是一个释放的过程，通过觉察自己的内心来认识自我，发现自我，将自己对世界真正的观念、认知和想法从束缚中释放出来，获得心灵的自由。

闭上眼睛，没有外界的影响，时间在这一刻静止了，只有自己的呼吸和心跳。没有对未来的担忧，没有沉重的过去，只剩当下的内心世界。

我们的表层意识往往被生活中的日常活动所占据，各种好坏问题和念头不断地扰乱，让我们不得安宁。但其实所有让我们感到困扰的一切，都可以在我们的内心找到原因。情绪失控，生活压力，社交烦恼，等等等等，我们总是习惯于向外部世界宣泄、求助，然而，即便是我们真的获得了外部世界的支撑，将表面上的问题解决了，却像是服了有时效的止痛药。只看到表面，而不从心灵出发，便很难解决根本问题，那些曾经让我们感到难过痛苦的问题迟早还会出现，甚至矛盾会变得更加激烈。我们应当尝试着向内寻因，问问心，问问自己，将我们的内在梳理清晰，重新同自己相识。这也是冥想的意义之一。

压抑和忽视身体的需求，只会让我们的身体进入死循环，冥想可以帮助我们建立和身体之间的联结。让我们倾听它，与它交流，了解它喜欢什么，厌恶什么，不再和它较劲，就能达到身心和谐的境界。

当我们不再参考别人给的建议去吃什么，做什么，而是接受身体的建议去补充什么，调整什么，才能从根本上让身体像流水一样自然不拧巴。

比如，有长期冥想者每天四五点就起床，早饭吃的很简单，午饭吃的也不多，却能保持一整天精力充沛的工作，有人惊讶这样不会营养不良吗？他们怎么保持精力充沛的？其实，这不过是源于他们对自己身体的了解，他们发现早饭后常常大脑迟钝，于是就把一些重要的工作放在早饭前。至于如何保持下午的精力，中午的冥想就能帮他们恢复能量。

做事的时候跟随身体的节奏，适应身体的节奏，不仅更高效，往往也能让自己身心更舒畅。因为我们采纳了身体的建议，没有违逆它，它当然是欢喜的。

如果在不了解自己身体的情况下，仅仅是听别人说早起的种种好处，就强迫自己早起，结果只能让自己越来越焦躁、乏力，而不是轻松和高效。早起并不是意志力的结果，而是了解自己的身体，顺应它的结果。是提升自己的身体觉知，自然产生的结果。

有冥想者发现，坚持了一段时间的冥想后，自己吃得少了，睡眠质量好了，状态也越来越好。其实，这就是冥想带来的力量，它让我们更加了解自己，不再为了填补内心空虚而大吃大喝，也不再报复性熬夜。

自我认知是冥想的开端，通过冥想我们便能够觉察和感受身体的每个活动与状态，了解身体更深层次的规律。然后，我们会选择和身体节奏相符的饮食和休息方式，不再贪吃，不再睡懒觉，不再熬夜，而是乐意去做对身体有益的事情，供给身体真正需要的东西。

对身体的觉知，会避免我们把太多的时间和精力耗费在大脑和身体的拉扯与较劲上。当身体的内在与外在实现统一，内心就会安静下来，停止争夺和争吵。当我们越来越了解自己的身体，我们会和它相处得越来越好。

慢慢地，我们也会发现，我们开始过上高质量的健康生活。高质量的生活不是有钱就能过上的，它需要的是安静和放松。这是所有人都在追求的一种生活状态，它让我们身心愉悦，感觉清爽，发掘出更多美好的生命体验。

冥想是自我开发和理解的创造性过程。自我是由过去的经历、记忆和情感等各个方面拼凑而成的，并非孤立存在，所以"自我"往往也是复杂的。只有进行深刻的自我觉察，才能理解自我的存在以及塑造自我的诸多因素，才能够从自己创造出的恶欲与冲突中解脱出来。由冥想带来的了悟是对自我的全新塑造。

所以，在忙碌的间隙，我们需要一点时间去感受自我，冥想就是让我们感受真实自我，和自己对话的最佳方式。

6
冥想改变心理状态，促进身心和谐

我们的身体和精神是密不可分的，并且能够互相影响。极端的唯物主义和极端的唯心主义都陷于一偏之见，没有注意到身心两者的联结关系。事实上，我们的心理是能够影响身体的。比如害羞或生气时脸上就会涨红，极度的悲伤或忧愁时头发也会变白，感到快乐的时候看什么都觉得美，烦恼时看什么都觉得烦，甚至心情愉悦的时候食欲、饭量也会大增。

心理改变肉体更加直观的例子便是催眠法的成功，如果催眠一个人告诉他"不烫"，再用火烧过的筷子放在他的皮肤上，他就不会觉得很烫。

冥想练习可以通过改变我们的心理状态进而影响我们的身体健康，促进我们的身心和谐。随着对冥想各方面的深入研究，越来越多的科学期刊发表了关于冥想对健康影响的研究论文和报告，这些影响涵盖了方方面面，包括改善睡眠、降低血压、缓解心绞痛、缓解咳嗽及哮喘、减轻疼痛及眩晕、缓解疲劳、治疗便秘和十二指肠溃疡以及减轻抑郁和焦虑等等。

冥想可以帮助我们缓解压力，降低皮质醇。有研究发现，只需四天的冥想训练就能够降低血液中的血清皮质醇，明显改善压力过大的情况。如果坚持每天冥想，持续七周也能有效地减少情绪障碍，比如抑郁、焦虑等。冥想使我们能够保持心情愉悦。

美国心脏协会曾发布声明称冥想能够适度降低血压。冥想使我们的身体建立起一个放松反应，有助于打开血管并改善血液流量，从而减慢心率，降低血压，有益于减少心脏负担，并且能够降低我们身体内产生的压力荷尔蒙。

在某项实验中，通过对 60 位高血压患者分组比对，将三分之二参与冥想的志愿者与三分之一未参与冥想的志愿者的数据进行比较，研究人员发现参与冥想的志愿者的血压明显降低，甚至达到可以停药的水平。另外也有研究表明，冥想是有先验性的，可以在一定程度上预防高血压的发生。已经有调查报告显示，长期坚持冥想的人拥有更低的心率及脂质过氧化物水平，他们的血液循环系统更为健康。

冥想可以减少身体的炎症，并帮助缓解应激性结肠综合征和溃疡性结肠炎。对比发现，参与冥想训练 8 周以后，参与者因压力而引起炎症的概率更小，并且有超过 38% 的应激性结肠综合征患者的病情得到明显改善。

冥想在帮助我们缓解身体疲劳的同时还能够帮助我们减轻疼痛，主要是常见的头痛或是纤维肌痛引起的相应疼痛。有研究表明，当我们在冥想时，疼痛的程度就会减少 40%。

练习冥想还可以提升我们的免疫系统，当长期练习冥想的人和未冥想过的人同时被给以流感病毒，其研究结果发现，长期练习冥想的人能够产生更多的抗体，其免疫系统功能更为强大。

冥想有益于我们的身心健康，但冥想依然有其局限性存在。冥想不能取代诊疗或健康的作息，但同时，冥想或许不能治愈疾病，却能够让患者感觉更舒适一些。

第三章　冥想前的准备工作

1
冥想时间和时长
——何时冥想、冥想多久最适宜

我们的生活忙碌而充实，不可能将一整天的时间都用来冥想，所以冥想的时间、时长和频率就显得尤为重要。在恰当的时间做恰当的事，才能让我们的生活井井有条。

冥想的时间和频率

冥想并不拘泥于在哪一个具体的时段进行，什么时候做都可以，但在不同的时间冥想，会有不同的体验，效果也会有所不同。

清晨时分，眺望熠熠朝阳，神清气爽。这是我们一天中心情最为疏朗的时候，精力也较为充足，在此时进行冥想练习，就能更容易进入状态。在清晨做冥想练习还可以帮助我们维持一天的好心情，让头脑更加清晰，心中更加开阔。

中午吃过饭，最容易感到困顿。很多人都有午睡的习惯，但睡不够时间，下午猛一投入工作学习，往往仍会头脑发蒙。冥想可以帮助我们恢复状态，提升精力和工作效率，如果以冥想代替短暂的午休，头脑发蒙的情况就会好很多。

结束了一天的工作、学习，晚上是我们最疲惫也最难以进入冥想状态的时候，但在睡前进行冥想有利于提高我们的睡眠质量。

高质量的冥想能够帮助我们调理身心，让我们回到既不亢奋也不怠懒的均衡状态。就像是重新开机，在均衡的初始状态下，如果去工作或学习，很快就能兴奋起来，如果去休息，也能够很快地安稳下来。所以，不论是在早上、中午，还是晚上进行冥想的练习，对我们均有益处。

不过，如果晚上太晚进行长时间的冥想练习，可能会使我们因为冥想恢复了精力而睡不着觉。所以一般来说，常规的冥想训练不推荐晚上 8 点以后，特殊的冥想方式除外。具体的冥想安排要视每个人不同的情况而定，适用范围最广的选择是每天早晚饭前各一次。

冥想的时长

冥想是需要长期坚持的，但并不是每个人每天都能保证完全进入冥想状态四十分钟到一个小时。乔·卡巴金博士在医治心理疾病患者时曾要求病人在两个月里每天练习冥想 45 分钟，他为病人介绍了很多方式方法以帮助病人能够坚持，但实际上能做到的人依然寥寥无几。冥想不应当是一个拥有具体时间范围的任务或者规矩，冥想的目的是帮助我们放松身心，如果在冥想的过程中感到痛苦或者难以坚持，那就本末倒置了。

在我们刚开始练习冥想的时候，时间并不需要很长，10 分钟就够了。也许这 10 分钟实在短暂，我们甚至还没能适应坐姿就已经结束，但重要的是有能每天坚持下来的意愿和态度。只要每天都能够坚持练习，那么无论是10 分钟、5 分钟甚至只有 3 分钟，都会为我们带来好处。

当渐渐形成习惯之后，再适当逐步地增加冥想时长，就不会再轻易中断，这是一个自然而然的过程。

当冥想的时长逐渐增加到 20 分钟之后，我们会发现这个时间长度才是最有效、最能够完全沉浸的。20 分钟恰好能够完成一次完整的冥想练习。在我们熟练了冥想练习之后，每天坚持 30 到 45 分钟的冥想会是我们最舒适的状态。

冥想不拘于固定的时长，根据我们现实生活中的实际情况，每天抽 20 到 30 分钟进行一次完整的冥想就很好了。如果实在繁忙，那么利用碎片时间，比如等车时、通勤路上，进行 5 到 10 分钟的短暂冥想，也很不错。

2
冥想地点和着装——让自己感到舒适

冥想对于初学者来说还是有一定难度的，我们往往很难让自己快速安下心来，于是就要借助环境和衣着塑造安和的氛围，以帮助我们沉浸身心。

冥想地点

原则上来说，冥想的地点是没有限制的，但是，对于初学者地点还是需要精心选择的。

刚开始练习冥想的时候，一个固定且合适的地点能够帮助我们安下心来，更快地进入冥想状态。

可以选择在自己家里，或者其他能够让我们拥有足够安全感的地方，重点是安静、祥和、舒适。四周最好干净整洁，通透明亮，通风也是必需的。不要选择厨房、客厅这样有很多摆设的地方，如果我们身边有太多杂物，我们潜意识里就会不由自主地去关注那些东西的摆放，就很难集中注意力了。如果家里实在没有条件，也可以尝试面壁冥想，按照禅宗的方法，面对墙壁大约一臂的距离进行冥想。

房间的装饰不要有鬼怪或是动物骨头之类带有恐怖、邪恶等黑暗色彩的物品。这些负面象征的物件、图案和文字往往带有启发性，而且这种干扰都是负能量的，不利于我们平缓心灵。在房间里简单摆设一些花花草草、名人字画或者精美的工艺品，将房间布置得温馨、和谐，打造一个正向的能量场，看似是点滴小事，但久而久之就会宁静我们的心，让我们能够更安然的进入到冥想状态中。

当我们习惯了在同一地点冥想，我们的大脑就会记住这个地方，并把它和冥想联系起来，这样我们在这个地方冥想就会更容易进入状态。

在我们练习冥想一段时间之后，就可以尝试更换练习冥想的地点和冥想的方式。公园、办公室、上下班的路上、湖边等等，在不一样的地点冥想会给我们带来不一样的体验和乐趣。比如有人会选择海边进行冥想，去享受与大自然连接的美妙感觉。

刚开始的时候，一般不太可能在旁边有人的时候进入状态。不过等练习到一定境界，任何时候对自己的把控能力都很强，那就可以在任何嘈杂的地方静心冥想。如果我们能随时随地安放我们的心灵，进入冥想状态，那就是真正把冥想融入进了生活，是最自如的状态。

冥想着装

紧绷、贴身的衣服会让我们的身体无法完全放松，所以在冥想时最好穿宽松柔软的短衫长裤。在冥想的过程中，随着呼吸减缓，身体中血液的流动速率也会降低，体温会下降，因此，我们还要准备一个披肩或是一条薄毯，这样就不会因为感到冷而分散注意力。

除此之外，冥想时着装的重点应当是能够让我们感到舒适，没有束缚感。不要因为追求形式或者外观而穿一些只是看起来很适合冥想的衣服。比如光滑贴身的瑜伽服就不适合冥想，因为双腿盘起有一定难度，织物光滑的面料可能会使双腿容易滑开。即便没有，我们也需要耗费更多的力气抵抗惯性，便很难集中精力了。在一些瑜伽流派中，修行者为了接近原始的本性甚至裸身修行。总而言之，冥想时的着装一定要让自己感到舒适。

3
冥想姿势——找到适合你的那一种

冥想的姿势主要有坐姿、卧姿、站姿，结合不同的冥想方式我们应当选择相适应的冥想姿势。

坐姿是应用最广泛的冥想姿势。我们刚刚开始练习冥想的时候，不要急着去体验比较难的坐姿，选择最简单舒适的简易坐是最合适的。适应了冥想之后，可以循序渐进地尝试半莲花座、至善坐或英雄冥想坐，最后尝试全莲花坐，达到最理想的冥想坐姿七支坐。

简易坐

类似于普通的盘腿坐，首先我们需要双腿伸直坐直，吸气的同时脊柱向上立直，双眼微闭，呼气时下沉双肩，屈膝使小腿于各自二分之一处交叉，双脚放在双膝之下，双手自然放在膝盖上，掌心朝上或朝下或结冥想手印皆可。

至善坐

双腿伸直，自然放松，先屈左膝，使左脚掌心向上紧靠右大腿根部位置，左脚跟抵在会阴穴；再屈右膝，使右脚夹在左腿大、小腿的缝隙中，两脚自然重叠。双手掌心向上放在膝盖上，结智慧手印，食指指尖掐拇指内侧。尽量放松双膝、双肩，保持身正颈直，双眼微闭。

至善坐有益于提升精气，对下半段脊柱以及腹部器官有补养作用，还能够起到控制性欲的作用。但如果患有坐骨神经痛，或者骶骨感染，便不适合这个坐姿。

英雄坐

双膝跪地，两腿稍微向外侧开，臀部贴近地面，但不与地面贴实，有点像鸭子坐，但不勾脚。双手双臂自然放松，放在膝盖上。

莲花坐

将左脚放在右大腿上，右脚放在左大腿上，双足交盘，尽量贴近腿根，即为跏趺坐，也被称为莲花坐或双盘。初学者往往并不能一下做到双盘，便只将一只脚放在一侧的大腿上，另一只脚如常盘起，这样即为单跏趺，也称半莲花坐或单盘。

一般先放左脚后放右脚的双盘被称为金刚坐，多为男士适用，先放右脚而后放左脚则被称为如意坐，多为女士适用。但根据有些传承，男女都适用金刚坐，具体可以依据老师的指导进行修炼。

双盘重心最为稳定，有利于长时间静坐冥想，而且双盘的姿势会减缓身体里血液的流动，减缓生理活动，使体腔内的静压力增加，让新陈代谢的速度降低，以便于我们入静。

　　双盘是静坐冥想中不可或缺又比较痛苦的内容。双盘看起来是很困难，但其实只要没有胯髋关节的疾病，又肯坚持练习，谁都可以练成。即便年老，一年左右也可练成，若是正值壮年，坚持半年的练习即可。

　　刚开始练习的时候，会持续腿疼，甚至腰疼，但经过一个阶段的练习，就不会再痛了。通过脚踝充分压迫大腿内侧的大动脉，使心脏加大力度泵血，而全身血液大部分集中于上半身，我们的内脏会得到大量供血，进而改善脏腑机能，使肾气充足，腰背自然挺直了，腿部血脉经络也得以打通，平时行走也会更觉轻松。

　　练习双盘需要循序渐进。先散盘一会儿，再压腿压胯（双脚掌心相对，双手按压膝盖，身体渐渐前倾），之后尝试单盘，最后再练习双盘。

　　初次尝试单盘时，其中一侧的膝盖会翘很高，无须着急，用双手将其慢慢往下压，注意量力而行，让关节有一个缓冲的过程。将单盘时翘起的膝盖完全压平也不是个很简单的过程，一般至少要持续练习一个月左右。将翘起来的腿压下去之后，就可以尝试一点点将下面的脚往上抬，可以借助垫子一类的东西将脚踝慢慢垫高，直到能够将脚踝搬上膝盖。之后就慢慢将脚踝往里收，直到完成完整的跏趺坐。

七支坐

七支坐是最理想的冥想坐姿。少林有歌诀："盘腿竖脊结手印，平胸头正收下颚，舌抵上腭敛双目，名曰毗卢七支坐。"其中就说明了七支坐的七项要点，即跏趺坐、竖直脊柱、结手印、放平双肩前胸、头正收下颚（闭口呼吸）、舌抵上腭、双目微张。

介绍完坐姿，再简要介绍下卧姿和站姿。

卧姿分为仰卧及侧卧，侧卧又有左侧卧和右侧卧之分。因为我们的心脏位于胸部左侧，左侧卧时间久了可能会压迫心脏，使全身血液循环减弱，容易产生麻痹感。而右侧卧恰好顺着肠胃蠕动的方向，可以加速排空胃，进而增加食欲。所以大部进行过卧式冥想练习的人都会选择右侧卧的方式，但也有人认为左侧卧比右侧卧更容易进入冥想状态，具体因人而异。

站姿需腰背挺直，双脚打开与髋同宽，双手合十即可。

4
冥想前饮食和睡眠的注意事项

健康的生活方式与冥想效果相辅相成，改善饮食和睡眠方式，有益于提高冥想质量，而高质量的冥想又能反哺于我们的身体状态，使我们的生活越来越健康。

饮食方面注意事项

饮食习惯是否良好，膳食结构是否合理，这些都会影响我们身体的生长发育以及基本情绪。饮食是正常情况下我们获取充足能量与营养的唯一途径，因此要想在冥想过程中得到好的反馈，就必须对日常饮食提高关注度。

第一点要注意的是不可多食或少食，亦不可挑食。古语云："所好之物，不可偏耽，耽则伤身生疾；所恶之物，不可全弃，弃则脏气不均。"又有俗语说："大渴不大饮，大饥不大食。"不能吃太多，过饱会给消化系统带来负担，使血液分布不均导致大脑缺血而昏沉发闷，或者亢奋不安难以清净。也不能吃太少，长时间陷入饥饿会导致体内能量不足，意识不清晰、不牢固。不能只吃喜欢吃的而不吃讨厌吃的食物，营养不均衡同样会导致身体变羸弱。如果自身健康状况堪忧，那我们的意识就会像随波漂荡的浮萍，不能安稳，自然也很难进入冥想状态。

第二点要注意饮食清淡且适宜。不要吃太多辛辣、荤腥等刺激性食物，烹饪方式也要尽可能简单，如减少重油重荤的煎炸、炝炒、烧烤等。要多吃谷类、水果、蔬菜，这些食物容易消化，不会在身体中堆积过多的尿酸和毒素，消化后产生的能量也会让我们的身体变得轻松，让心灵平和稳定。饮食要注意不可过热也不宜寒凉，避免烫伤或者阳气受损脾胃虚弱。还要根据自身情况，避开一些可能会对身体造成损伤的食物，比如若身有脓疮就不宜再食海鲜。

第三点要注意按时吃饭，规律饮食。如果不按时吃饭，饥一顿饱一顿，会给肠胃带来极大的负担，甚至有可能会导致胃炎、胃溃疡等疾病。另外，尽量不要快到睡觉了再去吃东西。我们在睡眠时身体生理活动和平时有所不同，如果经常临睡夜食，不仅会增加肠胃负担，还有可能造成积食和消化不良。

最后要注意多喝水，少喝咖啡，适度饮酒。水是生命之源，多喝水不仅有利于清肠排毒，还有益于降低血液黏稠度，对三高人群很有好处。我们平时工作总会有困顿的时候，便习惯于喝咖啡提神醒脑，但其实咖啡因对身体的作用往往是与焦虑相类似，比如心跳加快、慌乱等。这些都不利于我们做冥想。喝酒与喝咖啡类似，同样容易使我们陷入焦虑，只不过咖啡因使我们兴奋而酒精则会麻痹我们的神经，让我们的意识不能清醒。

睡眠方面注意事项

睡眠是调理身体状态非常重要的一环，如果长期睡眠不好，我们很容易精神颓萎，免疫力降低。有些人睡得不好就习惯以多睡来弥补，但效果不佳，依然困乏难解。这说明睡眠并不是时间越长越好。《黄帝内经》有云："久视伤神，久行伤筋，久立伤骨，久坐伤血，久卧伤气。"其中的"久卧伤气"就是说长时间卧床会导致精神气萎靡、散乱，不能凝聚，无力化神。睡得过多则不能凝神，不利于冥想，睡得过少则精神恍惚，也不利于冥想。因此睡眠应当节制有度，不贪睡、不熬夜，提升睡眠质量从而与冥想效果形成良性循环。

我们应当选择软硬适中的床铺和高度适宜的枕头。床铺过软或者过硬都会对脊柱有损伤，由于受力不均的原因，会使我们第二天醒来觉得睡觉很累。枕头也不宜过高或者过低。前者可能会导致颈部肌肉长时间被牵拉而落枕，后者则易使头部充血胀痛、面部浮肿。

睡觉前切忌暴饮暴食。中医讲："胃不和则卧不安。"无论是因为吃的东西导致的胃寒、胃燥或是胃厚，都会使我们在躺下来的时候感到不安，辗转反侧，难以入眠。这些病灶看似是在胃上，但其实对睡眠的影响才是最严重的。

睡觉时要注意不开窗，尽量也不要开风扇、开空调，如果实在是热，就把门打开，去开另一个屋子的窗户，总之不要让夜风又硬又直地直接吹到我们身上。我们在睡眠中，气血流通会减慢，体温也会下降，如果无所顾忌的吹风、吹空调，就会使寒气入骨，关节酸痛，严重的可能还会生病。四肢是阳之本，所以睡觉时一定不要贪凉，收好四肢，使身体在温暖中完全放松，以提高睡眠质量。

5
冥想前的热身训练

如果缺乏运动，身体就会变得僵硬，生理机能也更容易老化。完整的冥想并不仅仅是放松心灵的自在之旅，更是身与心相互结合、互相影响的过程，因此在冥想前让身体变得柔软也是很重要的一环。

冥想前的热身动作就是以拉伸、按摩的方式使筋脉畅通、筋骨软韧，让身体放松舒泰，以便我们更好地进入冥想状态。

冥想前的身体拉伸

长时间伏案工作，常常会使我们感到腰背酸痛、关节僵涩。这时候就需要做一些缓慢的拉伸运动，让我们的身体柔软、温暖起来，恢复到适宜冥想的状态。

能够放松我们肌肉和关节的伸展方法有很多，其中瑜伽的一些体式则更为适宜。与有氧热身运动不同，瑜伽体式不会让我们感到疲累，也不会使身体特别亢奋，而是柔和地唤醒我们的身体，帮助我们减轻压力、放松身心，让我们更加舒适地适应冥想坐姿。即使只是短短几分钟的练习，也可以大幅度提升冥想质量。下面我们就其中一种简单的伸展方法进行简单介绍。

坐立关节活动系列

坐下后双腿并拢向前伸直，两手在身体侧后方支撑，保持腰背挺直，略微后倾。

随着呼吸向上勾或向下绷脚，重复十次之后旋转脚踝，活动放松。

屈一膝，双手抱住大腿靠近膝弯的位置，随着呼吸，反复做伸直、屈膝的动作，之后用翘起的小腿在空中画圆。一侧腿活动好后就换另一侧腿重复以上动作。

将一侧腿盘在另一侧腿根部位置，双手分别按在膝盖和脚踝上，跟随呼吸，使膝盖向上贴近身体再放下。左右腿都重复这个动作，以活动髋关节。

脚心相对，两手相扣握在双脚脚尖处，随着呼吸将两侧膝盖抬起、放下，重复这个动作。

简单盘坐，左侧小臂撑地，右臂伸直举过头顶，往左侧压，以拉伸右侧腰背肌肉和脊柱。换右臂撑地，左臂上举下压，重复动作。注意拉伸时臀部不要离地。

简单盘坐，挺胸正头，左手扶右膝，右手放身后，将身体从右侧往后转，拉伸腰侧肌肉。换方向后重复动作。

双手搭肩，从前往后，以双肩为圆心两手肘分别画圆。

十指交叉，手心向外，手臂伸直，举过头顶，配合呼吸，将身体缓缓向左转动、回正，再向右转动、回正。重复。

保持身正头正，将注意力放在颈部，配合呼吸低头、抬头、向左侧、向右侧，以拉伸颈部肌肉。注意活动时不可操之过急，应当缓慢地配合一呼一吸将动作做到位。

冥想前的按摩舒缓

舒缓身心的按摩方法也很多，在这里我们分享《静坐禅》一书中的按摩方法。这种按摩法分为八段，分别是干沐浴、鸣天鼓、旋眼睛、叩齿、鼓漱、搓腰眼、揉腹以及搓脚心。

干沐浴是我国自古以来流传的引导疏通方法。陶弘景在《养性延命录》中记载："摩手令热，雷摩身体，从上至下，名曰干浴。"就是将双手摩擦发热之后，从上到下逐一摩擦肢体，分为浴手、浴臂、浴头、浴眼、浴鼻、浴胸、浴腿、浴膝几个步骤，可以疏通气血，让我们感到温暖舒适，并且对皮肤也有好处。

鸣天鼓最早是在丘处机《颐身集》中记载的一种按摩方法。具体手法是将两手掌心分别贴在两耳上，以无名指、中指、食指由上到下逐次敲击脑后枕骨，敲击60次后，以手指作为支点，将掌心贴实再迅速抬起，使耳中出现放炮一样的声响，重复9次。这样的一组动作即为鸣天鼓。

旋眼睛与浴眼有所不同。浴眼是以手指刮摩眼周，而旋眼睛则是眼球自身的运动。先从左到右，顺时针旋转5至6次，再从右到左，逆时针旋转5至6次。每天重复两遍，可以有效防患眼疾。

叩齿是以轻微的力量震动牙根周围组织，起到健齿、固齿的作用，还可以预防牙齿疾病，但已患牙病者并不适用。孙思邈在《千金方》中写道："每晨起，以一捻盐纳口中，以温水含揩齿，及叩齿百遍，为之不绝，不过五日，齿即牢密。"这就是叩齿吞津法的一种应用。具体操作是口唇微闭，平心静气，上下牙轻叩 30 次左右。

鼓漱是在叩齿之后闭口咬牙，以舌在口腔中贴着上下牙床来回挪动，按摩牙龈，之后再以两腮做漱口的动作，最后咽下在这个过程中产生的津液。叩齿与鼓漱的保健方法又合称为叩齿吞津法。

腰眼穴处于腰部第四腰椎棘突两侧 3 寸到 4 寸的凹陷处，居于带脉，是肾脏所在的地方。故而磨搓腰眼可以温煦肾阳、疏通气血，对于腰痛、月经不调都能够起到积极作用。

揉腹一般可在睡前进行。仰卧，屈双膝，全身放松，一只手掌心紧贴腹部，另一只手叠放其上，先顺时针绕肚脐揉转 50 次，再逆时针揉 50 次。揉按时要适当用力，不要只是贴着皮肤摩擦。揉腹可以增加肠胃内壁肌肉的张力，加强消化和吸收以及肠胃蠕动。经常揉腹还可以通顺腹部毛细血管，促进脂肪的消耗并减少脂肪堆积，有不错的减肥效果。

搓脚心涌泉穴，可以滋阴补肾、舒肝明目、促进新陈代谢。足少阴肾经下起于脚心涌泉，上止于胸，是浊气下降的地方，故而搓脚心能有上述功效。具体操作是将双手搓热后，来回搓按两脚脚心，各 80 次。如果是以热水泡过脚后再搓，则此法效果更佳。

第四章
如何从心猿意马快速进入冥想状态

1
如何消除冥想中的杂念

路人的行色匆匆、孩子的哭闹不休、领导的疾声厉色……你刚闭上眼，这些画面就一幕幕在脑海中闪过。这些让你静不下心来的，屡屡分神的，都是杂念。

出现杂念，是进入冥想前的最大干扰。在努力用心寻找平静时，我们可能会因为过于费神而出现昏沉的现象，思绪纷乱。而且随着冥想时间的延长，释放出来的杂念也会越多。

冥想，就是要排除我们脑中的所有杂念，还原本心。

心中空无一物时，三心二意也能归一，杂念就成了一瞬间的感觉，最终会消失在心底。

杂念的生灭，很难由人控制。当我们不停地给自己心理暗示，要排除一切杂念时，仍旧会有零星念想一晃而过，让我们无可奈何。如果我们拼命集中注意力，不让杂念钻空子，时间久了，精神疲惫，杂念反而会越来越多。而我们也会因为无力控制这些杂念，感到烦躁不安。

既然无法压制纷繁的念头，那就增强自己的心智。允许念头的产生，不必心生厌烦，也不必费心硬压。顺其自然，而我们只需要保护好心中的宁静，让杂念不攻自破。

譬如我们在静坐冥想时，窗外急救车鸣笛声渐强渐弱，我们的大脑就会开始思考，是有人突发疾病了吗？还是路上发生了严重的交通事故？不会是附近的亲人出事了吧？这些念头自然而然就出现了，我们意识到了，也无须懊恼，扔掉各种情绪，重新放空，回归冥想即可。

圈养一群牛羊，就要找一片草地任它们觅食；封印一切杂念，就要给杂念在脑海中放风的自由。在冥想以外的时间，让杂念在脑海中畅游。每个人都会有七情六欲，也会有难以消解的烦恼，想透彻、说明白、发泄完了，这些杂念就掀不起内心的半点涟漪了。

进入"无念"状态之前，会有一小段时间仿佛出现了记忆断片。我们意识不到那段时间自己想了什么、做了什么，甚至感觉自己有些精神恍惚，但却很快进入了入定的状态。其实是因为那一刻，我们全然忘记了所有的念想，甚至连冥想的目的也忘了。不去想任何冥想的目的，杂念自然就少了。

将自己置身于一个宏大的环境中，去感受"如烟往事俱忘却，心底无私天地宽"的缥缈超脱，那些微不足道的杂念就排解出去了。

在暑气最重的端午节，冥想师严暖开车，与家人同去川西竹海避暑。天热难耐，孩子叽叽喳喳闹腾了一路，严暖心中的火气一路攀升。

川西竹海四季温凉，云雾缭绕，空气清爽。严暖刚到入口，便自觉心中的火气和烦躁平息了，一路上积攒的抱怨念头，顷刻减少。在山脚的竹林溪水处，严暖面朝溪边坐下，闭上双眼。湿润清新的雾风，一阵一阵地吹过来，夹杂着竹叶的清香和溪水的甘甜，泥土的气息似有似无，周边的鸟叫虫鸣在林间宛转悠扬。

没几分钟，她就全心念地融进了自然中，静静入定，似睡非睡。十分钟后，她睁开了双眼，脑海中一片纯净，杂念全无。

同样是借助环境的力量，外观法和存想法也能帮助我们去除杂念。若我们在冥想时有杂念未除，可以睁开眼睛，注视周边的某一件或某几件物品，把全部的注意力放在上面。待杂念消失后，再闭眼冥想，这就是外观法。存想法，则是指在脑海中幻想出一个理想环境，想象自己身处在万里无云的天空之下，一望无垠的草原之上，端坐在一棵树下……用类似的场景来替换杂念，效果也很好。

所谓庸人自扰之，当我们内心越是执着于掌控、干涉杂念，杂念对冥想的影响就会越深。如果脱离掌控欲和企图心，让自己游离于各种想法之外，全身心去感知环境，是很容易在浩瀚宇宙间找到心安之处的。

如果心中杂念过多，不妨以"一念破万念"的冥想呼吸法来巧妙化解。在冥想中，数息法在入息、出息之间，将意念集中在自己的一呼一吸中，八次后即可达到舍物忘我的境界。正如打太极时意守丹田，一招一式便行云流水一般。分神了，试着把我们的目光拉远，从某一个想法上放大至街道、城市，甚至我们的地球，紧接着注意口鼻三角区，在呼气的时候将杂念一一呼出去。

要避免杂念的干扰，也可以专注于外界的某个事物，认真去感受，比如认真去听鞋底和路面发出的轻微声音，去感受脚底和地面接触的感觉。简单说来，就是去投入地做一件事，心无旁骛。当我们真正地进入到一个忘我的状态时，别人说什么更是听不到。这就是我们常听说的"禅境"，如和尚终日打坐，却不觉得累。

冥想虽然需要驱逐杂念，但并不是说，冥想就是要控制自己什么都不去想。什么都不想，本身就是一个想法，一旦有了这个念头，思维就会在上面纠缠不清，充斥整个大脑。而且如果按这个观点，那路边的石头、大树岂不都成了冥想大师了？

冥想本身并不是去控制自己的念头，更不必强迫自己的大脑呈现空白，而是看着它们在脑海中来来去去，不去禁止，不去评判，也不执着于追求"空"。冥想是让我们以出离心去观察自己的想法和情绪，从而觉察这些变化，而不是做出反应。

我们只需要跟着自己的冥想方法，一步一步进行就好，它会引领我们进入到一个越来越好的状态。慢慢地我们会发现无方胜有方，当我们不抱有期待，也不强迫自己，我们反而会更快地进入一个比较好的状态。冥想的目的就是帮助我们慢慢地不受这些念头的控制，把身心从枷锁中拯救出来，获得自由。

2
如何在冥想中止息妄念

我们总是容易受到外在环境和他人的影响，内心思虑万千，妄想纷飞，就算是睡觉也不得闲。在开始冥想的时候，最难的就是止息妄念。

妄念是对物质享受的贪婪之心，不切实际又挥之不去，我们生活中的很多烦恼归根结底都是由妄念而生。不自我反思只盼着别人能满足自己，这样的欲念是不恰当的。鲁迅先生曾在《集外集拾遗补编·中国地质略论》中提到："斩绝妄念，文明乃兴。"在冥想中止息妄念，静修己身，让我们遇见更好的自己。

"止"对我们来说是非常重要的，我们的思维受生存法则影响，在深处存在着攀附的惯性。所以我们应该为自己立一个"系驴桩"，形成新的思维惯性从而破除旧的习惯，以"止"来锻炼自己的定力。止门有三种，第一系缘止，第二制心止，第三体真止。

系，就是心能够有所依靠；缘，就是心中的念头出现时所依附的事物。我们的心中所"系"之"缘"飘忽不定，四处零散，便是攀缘。系缘止便是将我们的心念牵系于一处，让心不再驰散。就像是给车子规定了一条窄道，让我们的心念只能在规定的路上走，不能串道。系缘止的方法有五种，分别是将心系于头顶、发际、鼻尖、脐下和大地。

将心里的念头约束于头顶上，可以让我们保持清醒，缓解昏沉发闷的病症，但时间长了会有头晕之感，故而不能随意使用这种方法。

将心里的念头系在头发与皮肤，黑与白的交界处，能让我们更加专注，但同样不宜久试，否则便会总想着眼睛往上翻。

将心里的念头控制在鼻尖，可以更好地体悟呼吸带给身体的感受和心灵的放松。蒋维乔先生说："既知息无常，可了知生命亦无常。"但此法仍不宜久用，容易引起血液上行。

　　将心里的念头绑在脐下是最常用也是最稳妥的做法。当我们将注意力放在头上时，久了会觉得眩晕就是因为头部充血，所以将注意力放在脐下，也正好是在我们身体的中心时，血液流通便会更加通畅，而不至于哪一部分充血，所以系心脐下是系缘止最常用的方法。

　　将心念专注于脚下的土地，则会使气血下降，让我们的心神超脱于肉体之外。但初学者不能很好掌握这个度，毫无依傍，便不能安心。

　　系缘止是将我们心念生起后所攀缘的事物约束起来，定于一处，那么，制心止则是在心念将生时便制止它，不让它搅乱我们的心神。打个比方，系缘止是给车子规定了道路，制心止就是禁止车子启动上路。

　　但是如果说生起的念头是念头，那么"想要制止这种念头生起"的念头又如何不是念头呢？以妄制妄，反而会使妄念增多。譬如，家里来了盗贼，如果奋起反抗，不一定能赶走盗贼反而还有受伤的可能，但如果只是注视着盗贼，与之对峙，不为所动，那么盗贼就会因为不知深浅而谨慎退走。对于我们脑海中的想法也是如此，越想制止念头反而越多，不如就静静等着这个想法熄灭，当另一个想法将起未起之时，将内视目光投注于此，注视着这个地方，对此保持觉察，这样就能让念头不再生起。

系缘止和制心止都是控制内心的想法，而体真止则是体会真实，体悟一切事物皆为虚妄，世间本来空寂，则心不取，而由此得止。

修炼体真止时应先观想我们这一生的起起落落，生老病死，时过境迁，我们的人生没有一刻真正地停驻过。我们的心也是一样，以前的想法已被颠覆，现在的想法不停变换，未来的想法也还没来，没有哪一种想法是真正从一而终的。所以没有什么是放不下的，当我们将心里的想法参透、看穿，便自然能止，且止无所止，这便是体真止。

三种"止"的方法能让我们心思澄明，不再为心中妄念所困扰，但在练习时也应当注意不要过度。三种"止"的练习是有顺序的，先修系缘止，再修制心止，最后是体真止，但因为这三种方法都是对我们思维惯性的破坏和调整，如果做过了头，便会觉得异常疲惫，所以循序渐进很重要。

如果修系缘止过了头，我们便会觉得做事心不在焉，因为一直惦记着那个念头，将它死死系在"缘"上，便会觉得很累。要清楚止是个手段，而不是目的，冥想中感到轻松是最重要的，要放松心神，放下一切，放空一切，回归自然和平静，寻找生命本来的模样。

作为凡夫俗子，我们心存妄念，心思散乱，这都是正常的。一方面，我们要用正常的心态去看待，另一方面我们要在冥想中停止虚妄的念头，让大脑放空，让心逐步有序地安静下来。

3
如何在冥想中观照身心

冥想的核心部分是观照，一位高僧对它的定义是："很清楚且全然地觉知所有真实发生在我们身上的事物。"观照是一种观察的能力，观察环境，观察自我，观察内心。在冥想中观照身心，能够帮助我们不断地提升意识形态，让我们生活得更加轻松。

《周易》中说："仰则观象于天，俯则观法于地。"曾子说："吾日三省吾身。"这些名言警句都是在向我们强调观察的重要性，然而在生活中我们却很容易忽略对自己的观察。我们被外界的诱惑和自己内心的欲望所累，不得解脱，不能休息，大脑变得迟钝，对环境的变化也不再敏感。这时候就需要冥想来帮助我们回归到自我本身，观照我们的内心，获得平静。

刚开始练习冥想的时候，如何进入"定"的状态对我们来说是一个难点。短暂的集中精神并不难做到，难的是长期集中注意力，控制自己内心的意念，消除杂念带来的困扰。于是，我们便要对杂念有一个清楚的认知。

从心理学角度讲，所谓杂念其实是我们所经历过的事情在脑海中的一种"心理残余"，是一种由记忆衍生出的思维碎片。在我们不那么集中精力去思考一件事或者没有专注于任何一个事物的时候，这些碎片就会出现在我们的脑海里，不时闪烁，吸引我们的注意力。这是一个正常的心理现象，每个人都会有不同的思维碎片。不必过于纠结自己内心的复杂，只需要通过在冥想中观照己身，让这些杂念越来越少，这便是冥想修行的意义之一。

对待杂念的正确态度，不应是控制，而是不干涉，任它来去，安静地观察。"控制杂念"这种想法本身也是一种杂念，而观照己身其实也是一种"想法"。观照容易被误解为有两个主体，一个是在观照的"我"，一个是被观照的对象，即身体感觉、思想活动等。在初始阶段，我们很难抛开具体的对象去观照，而观照本身又隐含着对所观照物的认同与执着，于是便更容易陷入将观照二元对待的戏论中。

但其实在更深层次的观想中，我们与宇宙融为一体，失去了主观与客观的对立感，是一种浑然忘我的状态。在这种状态下，无我，亦无观照对象，观照便也成为一种状态，而非"观照己身"的想法。真正的觉知便如一面镜子，一切呈现其中，却也只是呈现，没有二元，没有做功。

观察世界，观察自我，是观照的内核，不同的角度也有不同的观法。冥想修静以灭三毒，我们应当先观察自身，贪、嗔、痴三毒中哪一毒在心中占据的比例更多，便以相对应的观法先去治这一毒。

如果心中的杂念以贪淫者居多，那就应当修习不净观。看破皮囊，看见人身体内污秽肮脏，九窍不净，是以断贪淫欲。

如果总是觉得怨恨，有想要伤害他人的想法，那就应当修慈悲观。慈，是仁爱，推己及人。如果我们自己能生活得好，在寒冷时有衣服穿，饥饿时有东西吃，就应发慈心，将这种"好"推及亲近之人身上，让他们也能体会到生活无忧的快乐。修习时间久了，就将这份快乐推及其他人的身上，随后甚至是怨憎之人也同样希望他们快乐。怨亲平等，则为大慈。悲，是悲悯，推己及人，拔除众生种种苦恼。亲疏远近了无分别，方为大悲。时常这样观察，修慈悲观，怨恨自消。

如若愚痴，便应修因缘观。世间一切事物，均是由内因外缘而生。正如种子是因，而水土时节皆为缘，因缘际会，才能发芽。但种子却并不知道自己能发芽，芽也不会念着自己是由种子得来，水土时节也不会说是因为它们种子才能发芽。因缘合则生，因缘散即死，我们自身也是如此。如果能时时观察，看破生死，愚痴自破，生发智慧。

在冥想中观照身心应是从细微处入手，不要看得太远太虚，仔细观察自己的内心，从当下的一点一滴开始改变，才能逐渐摒除妄念，获得心灵的安宁。只要我们能够守护住自己的内心，不被虚妄所迷惑，就能够让自己以足够清醒的状态面对生活中的每一个难题，在生活中游刃有余。虔诚地对待自己的心灵，观破，就是修行的最大成就。

4
在音乐中进入冥想状态

合适的音乐对调节我们身心的好处是显而易见的，它可以帮助我们缓解焦虑，平静状态，和缓身心。将音乐与冥想相结合，可以最大程度地发挥双方效用，帮助我们更好地管理压力。

科学家们发现，当我们处于不同程度的意识状态时，大脑会发出不同频率的脑电波。

当我们进入睡眠后没有做梦，就会产生频率小于4赫兹的脑电波。当我们将睡未睡或者浅眠时，便会发出频率在4到7赫兹之间的脑电波，一般冥想状态时我们的大脑发出的脑电波频率也是在这个区间。当我们在工作中放松休息时，脑电波的频率为8到15赫兹。当我们的意识和身体都很活跃的时候，脑电波的频率在16到31赫兹之间，在我们大部分清醒的时间里，脑电波的频率都处于这个区间，但如果我们的大脑长时间或高强度的处在这个状态下，就会引发焦虑和抑郁。

当我们的精神高度集中时，大脑就会发出频率高于 32 赫兹的脑电波，在此状态下工作效率会有很大的提升，也有研究表明，这种状态可以通过冥想达到。

我们能够感受到 20 赫兹到 20000 赫兹的声音，但不一定能够听到，不过在双耳听觉现象的帮助下，即便我们听不到与脑电波相似的低频音乐，也可以接收并在大脑中录入信息。当音乐的音调与我们某一状态时的脑电波频率相似时，我们的大脑就会协同音乐，渐渐使我们的脑电波与之同频，将大脑调整到相对应的状态。所以当我们听到和缓的音乐，大脑也会随之放松。如果在冥想时有伴随音乐，有音调频率与冥想状态时的脑电波频率相似，那么我们进入状态的时间也会缩短。

音乐冥想以舒适为主，没有固定的姿势。在进行音乐冥想的练习时，最好选择我们喜爱并能够让我们感觉到放松的音乐，可以是大自然的声音，也可以是柔和温婉的弦乐，或者人声呢喃等等，最重要的是让我们听起来觉得很舒服、很好听，而不是刻意勉强自己去听一些不在我们接受范围之内的奇异音乐，合适的才是最好的。

适合自己的音乐冥想不仅能够让我们的身心获得平

静和安宁,还能够激发我们对幸福和爱的感知,净化心中的杂念,放下不好的想法,让我们的心灵充满力量,体会不同的心灵境界。

音乐冥想是一场充满乐趣的奇妙旅行。相较于普通的静坐冥想,音乐冥想更为简单。没有特定的坐姿和要求,我们只需要跟随音乐,找一个舒适的位置,放松身心,微合双眸,让心灵小憩,感受音乐如清泉、如暖流,缓缓冲刷、洗涤我们的心灵,让倦怠远去,让烦恼消弭。在冥想中我们要专注于音乐,将注意力放在听到的声音和被音乐唤起的感受上。即便有思绪进入脑海,任由它们去。让我们的意识仿佛融进每一个音符里,完全的沉浸其中,内心的声音也渐渐被音乐同化,杂念渐熄。

音乐冥想可以帮助我们舒缓情绪,同时有益于我们的健康。有研究证明,速度缓慢的音乐可以使我们紧张的情绪放松,并且能够调整我们的心跳节奏以及血液循环。在欧洲,音乐冥想也被当作一种治疗心理疾病或者胸闷、心律不齐的方法,很多欧洲家庭都会在家里储备一张引导音乐冥想的光碟。

有医学研究表明,合适的节奏和律动,能够与我们的身体产生某些作用,进而对我们的心跳、肠胃蠕动以及神经感应等产生有益的影响。而慢节奏又安静的音乐已被证实可以有效减缓我们的呼吸速度，对肺部有益，并且对降低血压也有积极作用。

音乐能够激奋人心，也能平静心中波澜，音乐可以让我们心生喜悦，也可以让我们感知其他情绪，音乐的力量无比强大。聆听和鉴赏音乐已经是我们生活中不可缺少的部分，在音乐中进行冥想则是最轻松的冥想方法之一，是紧绷的生活中最好的调剂品。

当然，在最初的冥想练习中，可以借助音乐进入状态。然而，我们还需要知道一点，我们练习的目的是全然地跟自己在一起。当我们练习到一定程度，就可以放下对音乐的依赖，以免最后的冥想变成欣赏音乐。毕竟，耳边有音乐，总是要分出一小部分注意力去关注和倾听，那样就不可能完全沉浸到只有自己的状态中，更难关照自己当下的心灵感应。

所以，到了一定时候，一定要放弃对音乐的依赖，让自己全身心地跟自己在一起。

5
在烛光中进入冥想状态

烛光冥想是一点凝视法的一种，属于《哈达瑜伽经》中的六中清洁法之一。"一点凝视法"在梵文中被翻译为"中心的视觉"，烛光冥想便是以烛光为中心，凝视着冥想。

在烛光冥想中，我们需要控制眨眼的次数尽可能少，凝视的时间尽可能长，当注意力集中在烛光上，我们的视觉干扰被停止后，心灵便会更容易平静。烛光冥想的练习是集中于冥想的桥梁，内视眉心印象，是进入冥想的重要准备与铺垫。

以烛光作为冥想意象的意义并不只在于能够更有效地集中注意力。瑜伽学中讲第三脉轮太阳轮对应火元素，是我们意志力的中心，如果太阳轮平衡，便可强健身体的消化力并加速新陈代谢。而烛光同样属火，在烛光冥想中，可以让我们体会到温暖、上扬和轻盈的感受，可以帮助消极悲观的人树立自信心，以及更加积极、充满活力。

有医学研究表明，适当的烛光冥想练习有益于改善散光、近视等视力问题，对治疗早期白内障也有积极作用。烛光冥想可以加速眼周血液循环，帮助清洁眼球，缓解眼部疲劳。烛光冥想同样可以促进心灵的安宁与和谐，使情绪平和稳定，对治疗抑郁和焦虑有帮助，还能提高专注力与生活中的抗压力。

烛光冥想具体步骤如下：

1. 准备蜡烛，让火苗高度与眼睛水平，距离身体约一臂半左右。视力弱的人对光线的刺激更为敏感，可以适当调节蜡烛与身体间的距离。比如，若单眼近视度数高于400度，那么这个距离就可以调整为2米左右。

2. 选择一个舒适的坐姿，挺直腰背，全身放松，缓慢呼吸。

3. 睁开眼睛，让眼球最大程度地活动起来，比如将头往左转时去看右肩，将头向右转时去看左肩，抬头时看鼻尖，低头时尽量抬眼关注眉心。

4. 闭上双眼，让眼球顺时针转动，几次之后再向逆时针方向转动。

5. 双手互相搓热，轻轻扣在眼睛上，使双眼温暖起来。

6. 慢慢地睁开双眼，将视线从膝盖渐渐往上挪动到明亮的烛光上，静静凝视几分钟。凝视时尽量放松双眼，不要眨眼，感觉要流眼泪的时候再缓缓收回目光，闭上双眼，搓热双手，扣在眼睛上，调息几次。

7. 再次睁眼，重复凝视、闭眼、温热双眼的步骤。在这个过程中注意力逐渐集中，我们的眉心出现蜡烛的火光，观想这束金黄色的光芒被带到心轮，使心灵变得温暖、明亮。用意识去抓住这一抹火光，观想自己被金黄色的能量包围，温暖而舒适。

8. 反复凝视烛光大概十分钟后，放松全身，闭上眼睛，让自己平躺下来，调息，结束冥想，吹灭蜡烛。

烛光冥想的过程中有许多应当要注意的问题。比如，在凝视烛光时要注意不能戴隐形眼镜，但是可以戴框架眼镜；如果近期有做过眼部手术，最好时隔三个月以上再进行烛光冥想练习；练习的次数不宜过多也不宜过少，最多每天一次，最少每周一次；练习烛光冥想最好在空气能够流通但没有风的暗室中进行；练习结束后，也不要立即开灯用眼，可以在睡前练习，练习完直接进入睡眠，这样做对睡眠质量的提升也有好处。

烛光冥想其实也不一定必须要有烛光，只要能够把握住其中精髓，让眼睛活动到位，坚持不眨眼，能够观想到烛光，即便不使用蜡烛，也可以掌握冥想。只要视线不被干扰，我们的大脑也会平静下来。

第五章　把生活变成流动的冥想

1
在饮食中冥想——每一口食物都有灵魂

我们总是沉浸在过去和未来之中，被回忆与期盼占据了大半心神，而对当前行进中的生活浑然不觉。我们总是将当下的感受视为理所当然，而不去刻意关注，甚至可能连走过十余年的街道究竟是什么样子也难以描述，毕竟它是如此平常。将心灵的游离回归到当下的感受，在我们每一次举杯的动作中，在我们每一口嚼咽的饭食里，这才是冥想的要义所在。于饮食中冥想，感受每一口食物的灵魂。

我们时常会有这样的体验，在吃东西的时候，只在刚开始吃的几口会注意品尝味道，随后便会放任自己同时去进行其他的活动。因为进食是在我们脑海中简单而又深刻的习惯性动作，既不需要刻意控制，也不会有独特的变化。

想想平时我们是怎么吃饭的，通常都是一边吃饭一边和身边的人聊天，一边刷手机，或者看电视剧……吃饭只是食物通过咀嚼进入食道，再进入胃，脑子里却未曾在食物上停留片刻，因为它正忙着胡思乱想。吃完后，只觉得过了一把嘴瘾，胃部有了饱腹的感觉，但到底吃了些什么，味道怎么样，却是模糊不清的。

也许你觉得这有什么错？吃饭本来就是为了饱腹，也许这样的做法没有错，但却错失了感知食物的过程，失去了一份全心全意的体验，而这份体验不能说不珍贵。爱因斯坦曾说，如果你在开车的时候吻一个女孩，说明你不够重视这个吻，也不能享受这个吻。同样，如果我们吃饭的时候，做其他事情，也意味着不够重视食物，不能享受吃的过程。

在饮食中冥想，需要我们在吃饭的时候感受当下，感受食物，去觉察吃饭时身体的感受。就如圣严法师曾说"吃饭时吃饭，睡觉时睡觉，这就是修行！"

　　与我们大部分人在吃饭时的匆忙相比，寺院中的僧人们用饭就显得格外沉着安静。在西方的一家寺院里，僧人们会将修行者喜爱的食物与厌恶的食物进行登记，然后在用餐时间为修行者准备他之前登记过的厌恶的食物。每天如此，以此来避免修行者沉溺于喜欢的食物，同时确保修行者能有机会仔细审视一下不喜欢的体验。

　　喜欢或者不喜欢都是我们的主观感受，都值得去认真体验。在平日饮食中，在食物面前坐下，先闭上眼睛放松，感恩烹制食物的人，感恩提供食物原材料的提供者，包括植物和动物。同时还要感恩自己有食物可吃，不要忘记在这个世界上，还要很多人在忍受饥饿。大多数人也许不愿意在吃饭的时候想这个，但这个过程真的很重要，感恩是修习正念冥想的中心。

　　然后，开始慢慢享用，慢慢咀嚼，去感受食物的味道、口感。除了身体的感觉，还要关注心灵对食物的感受，它是不是你喜欢的，你因为什么而喜欢或者厌恶？比如太辣、太甜、太烫、太酸等。当这些感受变成客观的表达，你对食物的态度会变得更加冷静和理智。

　　咀嚼的时候，告诉自己，它们将转化为自己需要的能量，我们的身体将会因为它们的到来而生机勃勃。每一下咀嚼都是在充分感受食物，在我们觉得满意的时候再把食物咽下去。同时，想象胃因为满足而发出了快乐的回应。稍做停留，去感受这份回应带来的温暖，然后继续。

饮食的过程中，我们只需专注于眼前的食物，不要去关注其他想法和念头，更不要在吃饭的时候思考难题。也许在吃了一会儿之后，我们的脑子又开始神游，去想别的事了。没关系，这是很正常的，我们只需要像在做其他冥想时那样，把注意力重新放回到食物上即可。比如食物的味道、口感、颜色，甚至咀嚼的动作。

当我们清醒、专注地看待进食这个过程，就会发现，以前厌恶的食物变得没有那么不喜欢了，同时，对喜欢的食物的痴迷也会渐渐减弱。由此，对食物的直接体验和喜恶观念就成了不相干的两件事。当我们将注意力集中在食物本身带给我们的感觉之后，关于"想"或"不想"就显得不那么重要。口腹之欲被削弱了，吃的便也不如往常多。于是，我们和食物建立起一种健康的关系，我们就会为自己创造出更多的美丽和健康。

也许很久，我们都不曾坐在餐桌前认认真真地吃一顿饭。茶几或是书桌，孤单的电视音效或是喧闹的嘈杂人群，我们被心事掩埋，被交际牵扯，忘记本应该要感恩食物，不再品味舌尖上的美妙。这时候我们不妨回归食物本身，在饮食中冥想，享受进食中的片刻安宁。

当我们在餐桌前安静地坐下来时，不要去理会餐厅里任何让我们分心的事物。调整呼吸，将身体和心灵安顿下来。看一看眼前的食物，尝试着去想象它们是如何生长的。它们来自哪一片大陆？经历了怎样的风雨？不必执着于菜谱和所谓的健康食材，有机会可以与耕作培养食物的人们聊一聊，理解食物的生长过程，可以让我们与它的对话更为轻松。

我们要将注意力放在食物上，而不是"想吃"或者"不耐"这样的想法。我们还要花一些时间进行感恩。感恩是冥想修习的中心所在。

我们也许会比不冥想时吃得慢一些，但无论如何，都应当是自然而然的发生，不要过于刻意地控制行为，不要想太多。

关注食物本身的颜色、样子、温度、味道和口感，不需要再多做什么，只要观察它们的存在，感受当时身体的感觉就可以了。在吃了几口过后，心里难免会出现厌倦，当我们注意到心灵开始游移的时候，就温和地把注意力再带回面前的食物上，用我们的眼睛、鼻子、嘴巴，去确认食物的存在，去体会食物带给我们的不同感觉，色彩、温度、味道和口感，甚至是咀嚼的声音。

在结束进食之前，调整呼吸，回想一下进食之前和进食之后的状态有什么变化。通过观察这些不断变化和有始有终的事物，我们可以留意到心灵是如何随着时间流逝而越来越自在的。

罗素·西蒙斯说："静心能增加感恩之心。"在饮食中冥想，是享受当下的一个体现，也是打开感恩之心，提升幸福感的一个途径。

2
在行走中冥想——细细品味行走的感觉

冥想并不只是静态的，在生活中的一帧一幕，每一个场景里都能冥想，时常对自我状态保持觉察，这才是更好的冥想状态。在行走中冥想，感受大地被我们每一个步伐丈量，对自己的每一个动作保持觉察，方能细细品味行走的感觉。

步行冥想，与广义上人类后天习得的技能"行走"有所不同。行走是受习惯驱使的行为，几乎不怎么需要专注力，在独行时我们常常享受音乐或思考问题，与人同行时便闲聊二三趣事。而步行冥想则是要感受身体的每一分变化，让心灵不受旁物干扰，行在当下，体会大地回馈我们的触动。

无论是在乡野山间，还是在繁杂的闹市，我们都可以体会步行冥想的妙处。缓慢的调整呼吸与步伐，让两者结合起来，即便身边包围着各种各样的影像与声音，冥想中的我们依然可以让自己在嘈杂之中拥有一个宁静的岛。当我们能够完全感受当下的时光，我们就更能体会到自己真正的需求；当我们的身边产生混乱，或是我们的内心受到侵扰，我们便会自然得发现自己需要平静和放松。听到身体的诉求之后，将之放在心里，认真地步行和呼吸，会更容易地进入到冥想的状态中。当然，也可以不去想这些诉求，在步行冥想的过程中，心里重复默念任何一句话，都会让我们感到愉悦和轻快。

当我们十分在意自己的步伐与呼吸时，难免会越走越慢。安迪·普迪科姆在《冥想十分钟》这本书中介绍，澳大利亚的某个静修中心在推行一种行走技法。修行者们被师父教导行走时要目视前方，不跟任何人视线接触，也不能说话。

试想一下，一个不与周围环境有任何交流的人直直地、慢悠悠地在马路上行走，即便你叫他，跟他打招呼，他也不会有任何回应，看起来就像是呆滞的僵尸，又或者飘荡的幽灵。于是，某天有一个当地居民看见了这样的场景，她便选择了报警，她认为静修中心一定是给这些修行者们洗脑了，才会让他们这样不清醒地走了出来。

安迪说，静修中心被人举报这件事对他有着重要的意义，让他明白："行走冥想，无论是多么正式、多么有组织的练习，都不应该以机械的方式来做。"无论在哪儿，如何修行，步行冥想都只要求我们正常行走，只不过步伐会慢一些。让脚步与呼吸协同，如果不行，就顺其自然，无顺刻意更改。我们应当回归心灵，感受脚下坚实的大地，与所有生命沟通交谈。

在刚开始练习步行冥想的时候，我们首先要注意的是呼吸与步伐的关系。先让呼气的时间比吸气长一些，有时候吸气时能迈三次腿，而呼气时可以走四步，让自己感觉自然和舒适。保持一段时间后，吸气和呼气所用的时间就会变得相同，每次吸气呼气都会走同样数量的步伐，即为协同。

在步行冥想的过程中，我们不需要思考，但会觉察周围发生的事。或许是路人、过往车辆、流浪猫狗、霓虹灯和广告，又或许是蝉鸣、田野、河流，这与我们身处的环境相关。留意事物的外观、声音和味道，无须去想自己究竟看到了什么、听到的声音从哪里来、闻到的味道又是什么东西发出的，只管去感受，只承认它的存在就好。就像是这些事物在我们的精神里来去，却不曾真的停留，即便它们勾起我们内心深处的记忆与回想。

将注意力从回忆中转移到自己身体真实的感受上，温暖的阳光、冰冷的雨、凉爽或者凛冽的风，手臂摆动时的感觉，或者肩膀的疲惫酸麻、脚踝和膝盖的轻微疼痛。不要阻止这些事物和感觉在我们眼里、心里的映射，它们交叠更替，在我们的脑中来了又去，无须在意。

当我们能够留意身边及自身的状况却又不那么在意的时候，就将注意力带回到身体的动作和脚跟与大地相碰的触感上来。保持心灵开放的同时，将行走的节奏和脚跟的触感当作心灵游离后回归的标记点。

如果暂时不能做到维持对周身事物的觉察，就将全部身心的感受都集中到脚步上来，缓慢前行，感受呼吸中自然的韵律。在心中计数步伐，或是默念一些让我们能够感到平和的词语。同时，也不要忘记微笑，它能够帮助我们集中精神，放松情绪。这样保持一段时间以后，我们的呼吸、步伐节奏、内心的声音与微笑便会与我们的身心完美融合在一起，保持一致。

步行冥想让我们与外物更好的相容，帮助我们与自然沟通。细细品味行走的感觉，体会更美的人生。

3
在锻炼中冥想——让心灵更有存在感

冥想和运动是相互促进的。在锻炼的时候，我们往往更能够达到"专心致志"的最佳状态，即便是在做一些很困难、很费力的事情也会觉得轻松和愉悦，那是一种信念感和自信感交织出的绝妙滋味，好像自己无所不能。这其中的某些特质，与冥想何其相似？这绝不是巧合。

去看一场运动盛会，仔细观察，便会发现正在全神贯注挑战自我的运动员们并不是对周围的一切视而不见、充耳不闻，他们的专注是平衡的而不是封闭的。他们能够觉察到自己身体的变化和动作，也能对环境的变化保持着觉醒。那是一种持久的自然状态，让他们看起来像是毫不费力，轻松又优雅，一直在享受其中。这其实也是冥想状态的一种体现。

在赛跑的最后关头，即将冲线的那一部分选手恰恰是身体和精神状态最放松也最投入的，他们的表情并不紧绷，心理的专注和放松达到完美的平衡。反观后面追赶的人，表情紧张痛苦，因为他们知道自己已经输掉了比赛，那种痛苦是对自己投入过努力却没能收获成功的不甘回应。我们日常的生活与赛跑类似又不尽相同。相似的是无论在做什么、无论投入多少，我们确实都在付出努力，不同的是，我们在日常生活中需要做的琐事比赛跑要简单得多。但无论如何，我们做事时投入的努力都会被反映在冥想的状态中。

一个人的身体状态和他的心灵是密不可分的。心灵放松则身体也会从容，心灵专注则身体也会更加投入。在锻炼中冥想，便是要注重心灵与身体的联结，追求一种放松与专注之间的平衡状态。这种平衡状态不仅涵盖了努力与期待的关系，也包括成功或失败后，不过度兴奋、不沉湎于痛苦的身心和谐。

瑜伽是所有运动中和冥想最接近的，它关注呼吸，重在锻炼内脏和骨骼肌肉，和冥想一样强调对内的探索，是最典型的"流动的冥想"。如果你练习的是被称为体式的身体瑜伽，那就等于为冥想体验打开了大门。最常见的瑜伽体式有：

1. 全眼镜蛇式

首先保持俯卧，下巴贴地，两手放在胸部两侧，掌心紧贴地面，双腿并拢伸直。然后，手臂伸直，慢慢撑起上半身，打开胸腔，头部后仰，下巴朝前。脚尖绷直，双腿贴紧地面，保持这个姿势 3 到 5 个呼吸。

2. 弓式

首先保持俯卧，手臂向前伸直，用头顶贴紧地面，下巴、腹部和腿部也紧贴地面。其次以腹部为支点，手臂向上向后抬，腿也向上向后抬，手臂向后，用手掌握住双脚脚踝。保持这个姿势 3 到 5 个呼吸。

3. 蝗虫式

首先保持俯卧，下巴、腹部和大腿都贴紧地面，手臂放在身体两侧。然后，手臂在背后十指交叉，上半身向上抬，头部向上向后仰，下巴朝前。双腿并拢，向上向前抬起，注意大腿仍然紧贴地面，脚尖绷直。保持这个姿势 3 到 5 个呼吸。

此外，还有骆驼式、双腿直二棍式、V 字式、骑马式、战士三式、半月式、单腿下犬式、海豚式等。大部分体式最容易犯的错就是拱背，可以借助瑜伽砖和伸展带做辅助，帮助自己做到正位。

跑步和游泳也是冥想的好机会。如果你平时用听歌来对抗无聊，现在可以试试在跑步和游泳的时候关注自己的呼吸。这样既可以运动又能冥想。动态跑步疗法的创始人威廉·普伦说："运动是良药。当我们用双脚和世界重新连接时，我们能体会到思想和情绪状态的强大转变。"我们的心灵被生活中的杂念所侵扰，思想常常发生偏移和游走，在锻炼中冥想，让心灵更有存在感，是让我们回归现实的深度疗愈。

跑步冥想是我们在平常锻炼中最容易做到的一种冥想方式，也是最能体现身心平衡的做法。

在跑步前感受此时此刻的心理状态

在开始跑步冥想之前，我们需要先确认此时此刻自己的心理状态。无论是信心满满还是厌倦焦躁，我们需要先静坐几分钟，让焦虑平缓下来，尽量让心灵处在一个安宁的状态。

深呼吸能够帮助我们集中注意力，感受双脚与地面的接触感。用鼻子吸气、用嘴呼气，或者任何一种能让我们感到舒适自然的呼吸方式。重复这样的准备过程，让我们感受身心存在的真实状态。每次跑步之前都这样做，就会形成一种开始的模式，让我们能够更轻易地进入状态。

不要过于在意身体感受

一开始的时候，我们无须太过在意身体上的酸痛或者沉重究竟是好是坏，只需要感觉到就可以了。不需要深入思考，和步行冥想时一样，只需要承认这些想法或念头存在，让他们在心灵中来去而不曾留驻。

当我们渐渐适应了跑步的节奏，我们仍要对身体的状态保持觉醒，留意观察身体的每一个角落，当身体的疲惫无法被忽视，我们的心灵不断被"累""放弃"这样的想法所侵袭的时候，我们可以将注意力放在周围的事物上。这能帮助我们抵抗想要摆脱疲乏和酸痛的欲望，让我们的心灵更加觉醒、更有存在感。当我们心灵的存在感更加突出，我们自然能够更深入地理解身体在跑步冥想过程中发生的变化。比如，身体是什么时候开始释放让我们感到愉悦的内啡肽，我们又是从什么阶段开始感到所向披靡，好像能一直跑下去。

缩小关注点

我们在锻炼中冥想，要尽量做到"少干涉"。不要去在意自己究竟投入了多少努力，做了多少锻炼，而是关注每一次摆臂、每一次跨步的节奏和感触。我们可以尝试将目标缩放，在心中一分一寸的计数，比如将我们的关注点放在每一步的动作，或者将跑步过程划分为每条街或是每一公里。这种做法能有效地阻止心灵的游离。

在锻炼中冥想，最基础的，便是要关注我们的心灵是否时刻在场，感受身与心的交流，让身心得以平衡。

4
冥想与睡眠——在冥想中酣然入梦

睡眠是一种有规律的，行为平静、机体自我调节生理节奏的状态。睡眠障碍则是生物系统失调，导致神经系统被激活，产生兴奋的一种状态。现代社会生存压力大，我们时常会遇到难以入睡、觉浅易醒，又或者即便睡够时间起床后仍觉得疲惫的情况。有研究显示，冥想对于治疗失眠和睡眠障碍有积极作用。

安迪·普迪科姆在《冥想十分钟》中讲述了他自己在俄罗斯的经历。当时的俄罗斯并不太平，街道上的人们颇有草木皆兵的架势。安迪在经历了长时间的旅途之后，精神和身体都已经陷入极度的疲惫，他甚至没有洗漱就直接倒在旅店的床上睡着了。但仅仅半小时后，安迪便被人唤醒，接着又被盘查、询问。等所有人离开他的房间后，安迪却发现因为精神骤然紧绷，他已经无法再次入睡了，即便他很清楚地知道自己需要睡眠。

各种纷杂的想法在安迪的脑子里盘旋，他开始尝试用冥想训练的方式让自己的心灵平静下来。安迪努力让自己对脑子里的想法只是观察而不去干涉它，在想法跳出的时候保持觉醒，于是他渐渐地安定下来，身体也不再躁动不安。就好像穿过了密布的云层，终于看到总是那样蓝的天空。很快，安迪便真正入眠，安睡了一整晚。

事实上，大部分的睡眠障碍都是心理因素造成的。冥想可以引导改变心灵与压力的关系，让我们的大脑和心灵专注于当下，寻得一个轻松、平和的状态与清醒的觉知，这样就可以减轻精神和身体上的痛苦，缓解心理和生理上的亢奋状态，从而使我们拥有美好的睡眠。

作为一种放松自我、让我们回归安宁的方式，冥想已经有了科学的认证，并被广泛应用于世界范围内的各个领域。很多人觉得自己睡不好，就总想着自己是不是哪里有所欠缺，是不是应该更充实下自我。但其实这样做往往收效甚微，我们应该做的恰恰是要放下这种思虑，或者焦虑。在我们的婴儿时期，睡眠质量往往是最好的，这是我们的天赋，我们不需要思虑过多，只需要捡起天然的能力。

通过冥想，我们可以有效地觉察自我，看清自己，仿佛擦亮一面被尘土覆盖的镜子。我们做一做睡前冥想练习，是为了让我们的脑海变得安宁清澈。当我们的心灵变得平静，身体也会随之放松，渐渐进入均衡、健康、自在的顺流状态。

灵魂导师帕拉宏撒·尤迦南达曾在《内心平和》中写到："平静是我们应具有的迎接一切生命体验的理想状态。"他认为冥想能够平静我们的内心，让压力和紧张得到舒缓。如果你睡眠状况不佳，或者情绪低落、容易焦虑，却又不知该怎样改善，便可以尝试这个睡眠冥想练习。

睡眠冥想练习

1. 选择自己最舒适的方式躺在床上。

2. 闭上双眼，调整呼吸，将我们的注意力集中起来，放在我们自己的身体上。多做几次深呼吸，用鼻子吸气、嘴巴呼气，就像平常冥想时那样，在吸气的时候感受肺部被空气充盈扩张的感觉，呼气时想象身体的杂质和心灵的杂念都被空气带走。

3. 尝试回顾这一天当中发生的所有事情，无须思考，只是静静地观察，就好像是在大脑中放映一部快进的电影，概览我们的一天，然后让这一天中的所有人和事都渐渐从脑海中淡去。

4. 将注意力从被清空的大脑转回到身体上，让全身下沉，感受床的柔软，想象每一次呼气我们的身体都在下沉。然后，放松身体的每一个部位。从头部开始，感受每一寸肌肤、每一个细胞的放松。松开微皱的眉头，放松我们眼睛，让眼球向眼眶中凹陷。放松鼻子、嘴巴、下颚，不要咬紧牙关，不要试图对抗，我们是安全的，现在只需要放松。接下来是脖子、肩颈，下沉、放松。还有胸部、背部、腰部、臀部、四肢，像扫描自己的身体那样，一点点往下，放松每一个关节，直到每一个脚趾。

冥想让我们的身心能够得到足够的放松，维持在平和的状态。在冥想中酣然入梦，会使我们获得更为美好的睡眠体验。

5
冥想与呼吸——生命在一呼一吸之间

世间凡是有生命的东西，都离不开呼吸活动。人是万物之灵，我们的思维赋予我们认识自然、认知自我并掌握其各方面规律，适应改造、发挥其内在的能力，对呼吸也是如此。冥想的练习，尤其重视呼吸的作用。不同的冥想方式通过不同形式的呼吸调节，将自己的心灵同步到一呼一吸的行为上，使自己心灵得以平静。

呼吸是自发的，是不需要控制的一项机能。这项机能往往能舒适而自然地进行，因此，它不需要我们过多控制，便能自动自发地运行。它会自在缓慢的以自己的方式进行调节。无论用哪种呼吸方法，无论呼吸的位置发生在腹部或者胸腔，最重要的是观察和感受身体的自然变化，这也是冥想中最重要的一环。

在冥想中专注于呼吸，可以放松我们的精神，通过一些有效的呼吸训练，可以提升我们的精神能量。

在练习呼吸的时候，我们往往要多花一点时间来体察。感受气体在身体中进出时带来的起伏感，留意身体中感觉最强烈的部位：腹部、横膈膜或者胸腔。如果呼吸很浅，难以确定，可将手轻轻按在腹部肚脐正下方，这样随着手来回地移动，我们就可以很轻易地追踪到腹部的起伏，感受呼吸的位置是否正确。

据传，"丹田呼吸法"是释迦牟尼在修行时发现的一种使人容易控制自己意识的秘诀。时常应用丹田呼吸法，能够帮助我们调和身心，让我们能够感悟自然，体会精神彻底放松的美妙。

丹田呼吸法

在呼气时，让我们的下腹部尽量收缩，注意横膈膜的位置也在收缩，保持这个下腹部用力的状态，想象我们身体里的浑浊气体全都随着呼出的气被排出体外。

吸气时，尽量让下腹部往外膨胀，形成一个往外鼓的弧度。想象自己被能量充盈，想象气流从头顶行经面部、颈部、前胸，直至下腹部，使身体里的上扬之气下沉、下行之血上扬。

在呼气时尽量延长这个过程，我们的上半身会是清爽的感觉，而下半身则是舒适而又温和的。这种清凉与温暖于一体的状态就是我们的身体平衡的表现，在冥想中，这种状态被称之为"交"。在"交"的状态下，我们的身心得以充分放松，更容易获得充足的氧气，能有效疏解压力，消除紧张情绪，为我们补充精力。

正确的呼吸法搭配冥想，能够唤起我们身体内在的潜能，安抚焦虑的情绪，帮助我们摆脱焦躁。

日出冥想呼吸练习

1. 将双腿盘起，放松地坐在垫子上，腰背挺直，闭上双眼或者微微睁开。

2. 保持自然呼吸，放松肩颈，掌心朝上，两手自然贴于两侧肋骨上。

3. 长长地吸一口气，在慢慢呼气的同时低头，将手

臂向后伸，把手翻转过来，尽量靠拢贴近，直到这一口
气呼尽。

4.抬头挺胸，吸气，让面部朝上，同时将双臂从身
后缓缓地往上举，最终两手掌心在头顶相碰，然后分开。
感受我们的脊椎向上拉伸的感觉，微向后仰，想象我们
的两个手臂中正抱着一个非常大的能量球。当这一口气
吸满的时候，屏住呼吸，保持5秒这个状态或者更长。

5.缓慢呼气，将双手从头顶顺着身体中线缓缓放下，
额头、鼻尖、胸口、肚脐，依次前倾，脊椎向前弯曲，
含胸。

6.再次吸气，让掌心向上，两手慢慢向前伸出，随
着脊椎逐渐挺直，将两手缓缓上抬到头顶的位置。

7.呼气，从面前、胸前慢慢放下双手，直到这一口
气呼尽，双手回到贴着两侧肋骨的位置。

8.重复上面这些步骤，坚持练习8到15分钟。

9.结束呼吸练习时，将双手放在身前，左手包住右
手，大拇指轻轻相触，维持平和的呼吸，多冥想一会儿。

我们最好在早晨，面对太阳的方向进行日出冥想呼
吸的练习。这个呼吸练习的方法将体位、调息和冥想结
合在一起，让脊椎发出的热量随着练习的进行传遍我们

全身，使我们的内心变得平和与安宁。

6
忘字诀——冥想的自然之道

我们总有数不清的烦恼和愁绪。有的人选择淡化它们，所以活得轻松，活得潇洒；有的人却牵肠挂肚，理不清、剪不断、放不下，所以总囿于苦闷的旋涡，身心俱疲。放下那些累赘，忘怀有道，可以使我们的身心维系平衡，谨守忘字诀，是冥想养生的自然之道。

无论是哪一种冥想的方式，我们对于内心的想法总是要先做到看见它的存在而不去干涉，然后渐渐专注于自身状态，将那些想法抛之脑后。这是冥想过程中的"忘"，忘掉杂念、忘记喧哗，将冥想的智慧应用于生活，便是养生之中的"忘字诀"。

哲学家康德发现他最信任的仆人兰佩竟然一直在偷盗他的财物，便辞退了他。但康德又对他十分想念，便在日记上记下这件事，并告诉自己："记住要忘掉兰佩。"

塞林格在他的著名小说《麦田里的守望者》中写道：

"记住该记住的，忘记该忘记的。"我们的情绪总是多变，我们的心灵又容易被情绪拉扯，康德记住了与兰佩的情谊，却也在日记中提醒自己要忘记这个不耻之徒。那些会牵引我们落入深渊的负面想法就应当被忘记，而给予我们阳光和温暖的回忆与感动就该被永远铭记。

一位作家与他的两位朋友玛莎、吉柏共同出行。在路过一处山崖时，玛莎一时不慎脚下踩空，往崖下摔去，吉柏拼命地拉住她，将她救了起来。玛莎感念吉柏的恩情，便在巨石上刻下："某年某月某日，吉柏救了玛莎一命。"以此来提醒自己。

三个人继续前行，几天后他们来到一条小河边，吉柏因为某件小事跟玛莎吵了起来，气急之下吉柏动手打了玛莎。玛莎便在沙滩上写下："某年某月某日，吉柏打了玛莎。"当他们到达了目的地之后，作家好奇地问朋友玛莎："为什么要将吉柏把你救了的事情刻在大石头上，而把他打了你的事写在沙滩上呢？"玛莎回答他说："我永远铭记并感激吉柏救我的恩情。而他对我不好的事，将随着沙子被河水冲刷掩盖被我忘记并结束。"

记住所有应该被感恩的存在，洗去我们心灵的脏污，在冥想中让我们的心境更为明澈，在生活里享受纯净的自我。

或许我们从不曾混淆应该被忘记或者记住的东西，但想要抛掉的事情却总在脑海中与我们争斗，无法忘怀。傲慢、自私、嫉妒、愤懑、贪婪、自怜，这些性格就好像是扒着我们不肯松口的水蛭，让我们痛苦难耐，却无法轻易拔除。冥想的过程让我们感知自我、认识自我，清楚地意识到我们身上的水蛭吸咬在哪里，从而直面伤痛，忘记苦恨，求得心灵的自由与轻松。

若我们无法放下固执的己见，当我们不能忘记虚妄的执着，不妨尝试一下忘我冥想的方法，尝试摆脱自我，与世界联结，切断与痛苦的联系，带着身体与心灵一同散步。

忘我冥想法

1. 感受呼吸。将注意力集中在呼吸上，尽量抛开自我的感觉，除了呼吸不去做、不去想任何事。让一切顺其自然，想象自由自在，放开控制，让身体的本能掌控呼吸，像在睡梦中一样。

2. 让身体保持觉察，觉察周围的一切，将自己与世界相连，想象广阔的感知空间里是安全的、安宁的，我们是此方空间里一个小小的分子，和周围的一切共同运行着。一切自然而然地发生，唯独没有自我。

3. 轻轻活动一下身体，不需要刻意控制，不要活动大脑。是环境、是身体的本能驱使我们动了起来，而非"我"的指挥。我们的感知与我们同在，让我们的知觉和动作自然地发生，不需要大脑对它们进行指导，也无须记录体验。

4. 站起来走一走，保持大脑空置的状态，不要让"自我"参与，全部交给知觉和身体的动作。几分钟之后再坐下来，一边呼吸一边休息，保持感知的清醒，将自己与旁人或者身边的任何一个物品同等对待，我们都是此方世界的一份子，没有什么不同。

5. 如果依然有想法在脑海中来去，那就让它来去。放任想法的出现和消失，不去阻拦也无须驱赶，只要任它自生自灭，不做任何纠缠，直到想法越来越少，不再出现，自我渐渐归无。

通过冥想，忘记和放下那些让我们感到苦恼的情绪，平缓心态，才能在忙碌的生活中维持身心平衡拥有饱满和愉悦的精神与心灵。

7

处处皆冥想——冥想是一种生活方式

冥想并不只是如我们多数人所想，每天固定时间静坐练习。冥想是可以融入我们日常生活中的，或者说，生活本就是一场流动的冥想。冥想是让我们身心结合，回归当下的过程，而比过程更重要的是，我们是否能够一直保持冥想过程中专注的状态，并将它投射在每一件事情上。

做任何事情的时候都保持专注，并不意味着就得是紧绷神经，相反，专注于当下正进行的事会让我们越来越放松，让我们的判断更加清晰，思维不受束缚。我们时常会在做一件事的时候忍不住走神，反复折腾，到最后这件事就会变得索然无味只好敷衍交差。但如果我们将冥想中那种松绑后的专注投入到我们正在做的事情中，就会深刻体会到当下此刻，究竟有着怎样的魅力。

有一个年轻人整日闷闷不乐，满心苦涩。一位智者见了，就让这个年轻人牵着一只蜗牛去散步。蜗牛走得太慢，尽管已经努力在往前爬，但每次前行的距离总是只有那么一点。年轻人想尽办法也没能让蜗牛更快一点。他渐渐变得焦躁不安，甚至付诸暴力，他不明白智者究竟为什么要让他牵着一只蜗牛散步。

但随着他们一点点地前进，年轻人突然闻见一阵阵花香，原来这里竟然有个花园。年轻人有些吃惊，这个地方他时常会路过，但他怎么从来都没有发现这里竟然还有一个花园呢？美丽的景色让年轻人放松了心神，他终于明白智者的用意。

放慢脚步，专注当下，方能体悟生命的美好。人生如大海总有潮起潮落，冥想帮助我们训练心灵，让我们在生活的浪潮里维持平静和泰然。冥想是一项技能，需要在生活中不断地重复、应用，才能学好、精通。许多研究冥想和内观的学者和科学家都在他们的研究中反复强调重复练习的重要性，要有规律地投入才能将冥想变成日常习惯的一部分。

如果有一天我们因为忘记而漏了冥想，也不要因此放弃，把它当成增加决心的契机，锻炼我们的韧性。渐渐我们就会觉得练习的日子感觉很好，而不练习的那天觉得很糟。这样，才是真正将冥想融入了生活。

冥想在生活中的意义是让我们理解生命，当我们练习冥想时，我们与心灵更深层次地联系起来，更清晰地认识我们的内在并理齐捋顺，以解决生活中的外部难题。冥想让我们能够清楚地对内里的东西进行排序，遵循自然的规律，追随生命的过程。当冥想练习与我们的现实生活联系起来时，我们就不会陷入幻想，而是专注地体验当下。我们的头脑总是陷入回忆或者徜徉未来，而生命却只在此时此刻。

通过冥想，我们可以了解生命的过程，从而建立起对生活的信任。当我们对身边的事物保持觉察，成为观察者，我们的生活就会变得清晰自然。看清当下的真相，就不会有冗余的纠缠。冥想的过程教会我们更坦然的生活方式，接受波涛，平静泰然。

在我们每一天的任何时候，随时都可以练习冥想。

吃饭的时候，我们可以练习饮食冥想，关注食物的色泽、香气和味道，感受心灵的回归；

走路的时候，我们可以练习步行冥想，看遍风景，感受心灵的安宁；

锻炼的时候也可以冥想，我们觉察身体的每一分变化，体悟身心合一的美妙；

睡觉前的冥想练习，让我们放松一天中累积的疲累与焦躁；

训练呼吸时冥想，让我们理解生命的进程。

将冥想融入生活，时刻冥想，不断地将意识收放，让我们从不同的角度感受当下，从全新的视角观察世界、理解世界。

第六章
如何用冥想激发潜意识深处的能量

1
脑内思维——你是正思维还是负思维

潜意识能量，蕴藏于脑内思维之中。要用冥想激发出潜意识能量，首先要认识自己的思维属性。思维有正负之分，在各自的轨道中，吸引性质相近的事物，融合作用，能爆发出惊人的能量。

被负面思维主导的人，常常以自我为中心，自私自利。他们没有勇气接受新事物，遇事先退缩，一直故步自封。如果他们失败了，也不会轻易认错，还推卸责任，嫌恶他人的规劝。大多数时候，他们不是在自我否定，就是在否定别人，总是陷在消极情绪中，身边的朋友也多是如此，形成了强大的负能量场。

正思维的人都十分开朗，乐于分享。他们喜欢尝试新事物，有问题了就主动担当，积极着手解决。再不堪入目的事物，在他们眼中也有美好之处。心怀善意的他们，以最宽阔的胸襟拥抱这个世界。人以群分，他的周边汇聚着同样阳光的人，形成一个正能量场，其中的事物都在向善、向美地发展着。

一个秀才赶考，夜宿客栈，一晚上做了三个梦。天一亮，这秀才就赶紧找了位算命先生。算命先生连连叹气，告诉秀才："你三年后再来吧。这墙头种白菜，白费劲啊。你戴着斗笠还打伞，就是多此一举啊。与心爱的女子背对而眠，岂不是要一拍两散？"秀才听了，垂头丧气地回到客栈，准备打道回府。

店家瞧见了，忙问他怎么回事，秀才据实相告。

店家哈哈大笑，说："这梦，还有一解，你且听了再做打算。墙头种白菜，有高中的彩头啊。戴着斗笠打伞，是不是风雨不侵？和心爱的女子背对背，这可就是你翻身的大好时候了啊！"秀才一听，好像更有道理，第二天上了考场，结果中了探花。

思维意识可以控制事物的发展态势。相同的事情，站在正反面，看到的性质不一样，做出的决定也不同。思维不仅影响日常生活，对冥想的能量场影响也很大。

正思维强烈的人，不容易受到干扰，很快就能进入冥想，并且始终保持向上的意识。比如意念分散时，会自我约束；比如走火入魔时，他的求生欲能解救自己。但正思维过于强烈，也可能成为一种渴求和执念，这就过犹不及了。

刚开始冥想时，负思维的人可能需要花费更多的精力才能进入状态。悲观的他们，把冥想视为一场冒险，担惊受怕地开始冥想，杂念丛生，甚至会勾出潜意识中的恶念，恶念的破坏性极大。但负思维在冥想中也有妙用，能让自己看见事物最坏的一面，增强神志。

无论我们是正思维，还是负思维，都要让冥想激发出潜意识的正能量。思维结果一般都是潜意识的反映，很难琢磨，思维习惯也逐渐固化。但思维和肌肉一样，可塑性非常强，养成正面思维的习惯，冥想的状态会更加舒适。

判别自己的脑内思维属于哪一类思维，如果是负思维，就要在冥想前做好调整。记录好每天产生的消极观点，如极端化的选择、夸张化的表达、情绪失控等。睡前一一驳斥这些负面思维，并设想在同样的场景下，正面思维的行为表现，牢牢记在大脑中。

假设我们前一晚失眠，没睡好，今天还要早起上班。被闹钟吵醒后，我们感到烦躁，心想又是不好的一天。这种想法，带有主观消极性，以点概面，就是负面思维。

晚上睡前，静思冥想，驳斥这一思维。首先，晚上睡不好，完全不影响白天有意外惊喜，不妨微笑面对，说不定"好彩自然来"了。其次，以往睡不好，白天状态差，是因为自己不懂得调节情绪和心态，以后用正面思维来看待，肯定会有不一样的活法。

最后搭建正面思维，好心情比好身体更显气色。如果今晚自己没睡好，明天起来就吃豪华早餐补回来，开开心心去上班，一定是美好的一天。很简单就将负面思维调整为正面思维了。

培养出正面思维后，潜意识层面依然会残留部分负面思维。这些负面思维在冥想中爆发时，要快速终止冥想。难以控制的情况下，可以使用精神药品帮助冥想者恢复平静。

如果你是正思维的人，请你珍惜这种思维习惯，并保持下去。在冥想进阶中，积极的阳光心态，比过人的智慧更难得。

2
想象美好，让思维更积极

想象是一种思维，是人脑对事物进行主观创作，呈现出特色愿景的思想活动。想象是一种艺术，源于生活，但不受真实存在的限制。在想象中，过往的遗憾可以弥补，未来的梦想可以成真。

冥想活动有观想、存想、静坐等诸多形式，在入定中让心、意、灵得到解脱。想象冥想就是实现入定、进入冥想的一条途径。想象不仅弥补了冥想的枯燥无趣，还能激发出潜意识深处的正能量。正念冥想、愿景冥想幻化出的图像，可以吸引我们全部的注意力，增强洞察力和智慧，进而塑造出弹性思维、拓展性思维，变得积极向上，让梦想成真。

在想象中冥想，可以通过引导，让冥想者在轻松的状态下进入特定的情景中。音乐网站、冥想课程等都有很多专业的录音资源或是教练的语音指导，将这些文字脚本场景化，想象出的画面一般都是柔和宁静的。这些场景极为具象，连续性很强，冥想者能体验到的知觉随之不断变化。

在引导想象冥想时，可以按照以下的图像引导词来展开冥想：天光初亮，天边的白云悠悠飘过来，山谷的风带着昨夜的清凉，吹过你的脸庞。远处传来牧童的歌声，忽远忽近。一队大雁掠过头顶，洪亮的叫声在山谷中回响，待你想要一看究竟时，它们早已消失在山的尽头……

当我们陷入想象中后，试着加深我们的感官体验。天光初亮，我们将如何目睹天色由暗到明？山风清凉，我们又有怎样的触觉？牧童的歌声、大雁的叫声，是否动人心弦？身临其境，凝视每个场景，我们才能捕捉到想象冥想的真实感，进入潜意识层面，有效地释放压力、治疗心理创伤。

如患有哮喘病的人，在冥想时听从心理医生的冥想指导，想象自己身体健康，能品尝到生活中过敏的美食，能感受刺激的极限运动，过上了渴望已久的正常生活。这种心理疗法或许能让灰心丧气的患者重塑信心，开朗地继续生活。

想象自己拥有了一件渴望已久的物品，想象自己在使用它，抚摸它，赞美它，并把它展示给别人看。也可以想象自己期待已久的情景或渴望的事情正在发生，我们可以尽力把细节填补上去。

把这些美好的念头保存在我们的脑子里，在内心里一遍一遍欣赏，并做一些积极的肯定的描述。只要我们觉得有趣，愿意想下去，就继续。尽可能经常这样去做，我们的思维将会变得越来越积极。

如果在愿景冥想中出现了太多的负面因素，如考场上的紧张心情、呼吸声越来越急促、身心难以言喻的不适感等，请重新调整自己的思维。回想一遍设计的脚本，尽情陶醉在美好的愿景中，完全沉浸其中。

整个想象过程不要少于十分钟，想的越丰富、越真实，体验感越好。只要我们身心轻快，愿意待在美好的图像世界中，就好好享受其中的安宁。我们会感到前所未有的平静笃定和精神奕奕。

冥想结束之后，将注意力拉回到呼吸上，慢慢平复心情，保持放松，回到现实。在现实中，再次回想愿景，体内的正能量会油然而生。

在想象中冥想，要诚恳用心，也要坚定不移。将想象冥想视作实现美好生活的一块跳板，让想象中的快乐延续到现实，积极生活，自己一定能如愿以偿。

3

我是最好的，我必将大有作为
——积极暗示的方式和原则

"我能行吗？""这次成功就是运气好，下次我就做不到了。"……如果你常常在心中这样否定自己，你会逐渐丧失自信，成为一个有自我能力否定倾向的人。

如何找回曾经积极自信的自己呢？最重要的就是建立积极思维，给自己积极暗示。积极暗示，不同于激励、鞭策，这是潜意识思维对一个人生活态度的影响，能在短时间内改变他的语言、行为习惯。达到潜意识层面，唯有冥想可行。人在冥想中不断探寻自我，走向自知。只有肯定了本体和本心带来的平和与智慧，才能进行积极的心理暗示。

肯定本体，在西藏密宗和印度瑜伽冥想术，称为七脉轮。七脉轮，指三脉七轮。三脉为左脉、中脉、右脉这三条气脉。七轮，是七处局部中心点，从上至下，分别为：顶轮、眉心轮、喉轮、心轮、脐轮、根轮、海底轮。七脉轮贮藏了很多能量，使身体各部位充满活力，进而养护体内的细微体，如心智体、情绪体、灵体等。

通过练习七脉轮的自我肯定，冥想者可以进行积极的自我暗示，激发出脉轮能量。如眉心轮、顶轮能量越强的人，记忆力越好，头脑也更灵活；海底轮能量强的人，身体健康，精神饱满，衰老速度慢。

顶轮，位于头顶百会穴区域，是灵性能量的中心，与意识觉醒、灵魂开悟等息息相关。在冥想时，想象我们的双手慢慢凝聚力量，发出越来越强的白光。将左手伸向天空，吸收宇宙的能量，随后轻轻压在百会穴上；再用右手触摸大地，获取地球的能量，放在左手之上。调整气息，观想顶轮上的白光变成紫色光环，并能顺时针转动。

冥想者要保持深长的呼吸，一边吸入更多白光，一边念出顶轮自我肯定句。

"亲爱的顶轮，感谢你带给我无尽的宇宙智慧，让我与天地力量相接。我是灵性的载体，坚定地信奉心和灵魂，故而我能听见灵性对我的召唤声，能具备神性圆满的智慧。我将用这些智慧，开启我绚烂的人生，展开独一无二的灵性生活……"

眉心轮，是洞见能量的中心，位于眉心的正后方、与脑部中央相交的区域，象征着一个人的洞察力、预见力等。此处蕴藏的能量，能让人洞悉所见人、事、物的内核与本质。眉心轮观想法同顶轮观想法，想象眉心轮的光环呈深蓝色，将双手贴在眉心，默念眉心轮自我肯定句。

"亲爱的眉心轮，感谢你助我深刻地看见这个世界。我有很好的洞察力，能看见纷扰幻象后的真相，能看见物质表象之下的核心本质。我目光所及，就是能量之所在，我能够运用这看得见的能量，幻化为愿景，显化意念，心想事成……"

喉轮，就是喉咙的位置，是表达能量的中心。有这种能量的人大多舌灿金莲，在演讲、创意设计、绘画等领域表现卓越。在观想时，喉轮之光为蓝色光环，冥想者可以轻声念出以下喉轮自我肯定句，用手感受喉轮的律动。

"亲爱的喉轮，感谢你让我有了表达灵魂的声音与自由。当我降临到世间，我就有了自己的独特标识——声音。我为自己的思想发声，为自己的情绪代言，为自己的创造力护航。我真诚而勇敢地表达，热烈而自信地活着……"

心轮，位于两乳之间的胸口位置，是爱的能量中心，象征着生命中的爱与慈悲、奉献与分享。在观想时，想象上心轮呈粉色，下心轮呈绿色，将手轻轻放在胸口，念出心轮的自我肯定句。

"亲爱的心轮，感谢你让我感受到爱与被爱。我的心脏依然健康，我可以感知爱、享受爱。我将无条件地爱护我自己，敞开胸怀去爱别人，感受宇宙之爱。我这一生经历的事，都将成为爱的缩影，助我付出、接纳人间的无限之爱……"

脐轮，也称生殖轮，是肚脐以下、接近丹田的小腹位置，这里是自我能量的中心。自我能量，用以生殖繁衍、生命联结，让人体验生命的本真。观想脐轮时，左手压在百会穴上，右手放在小腹脐轮上，想象脐轮呈现橙色光环，默念脐轮的自我肯定句。

"亲爱的脐轮，感谢你赠予我最珍贵的生命。我是生命的源泉，传承生命是我的使命。神圣的生殖能量，教我体验了生老病死，我以你我为生命的荣耀，我们代表着生命的繁荣与美好……"

根轮，是整个能量系统的根本所在，象征着根源与支撑，位于脊椎骨底部。根轮守护着原始的纯真与智慧的能量。观想时，根轮呈珊瑚红色，根轮的自我肯定句如下。

"感谢亲爱的根轮，让我活出最完整强大的自己。我是宇宙间独一无二的意识体，我始终知道我是谁，我的价值不在于我获得的金钱、权利，而在于自身的独特性。我拥有最大的能量，可以包容万物，掌控一切……"

海底轮，位于尾椎及会阴区域，是生存能量的中心。此处蕴藏的能量，能带来生存下去的物质能力，如金钱、安全等。海底轮可以被感知为红色光环，观想时，请冥想者坚定地对海底轮说出自我肯定句。

"亲爱的海底轮，感谢你赋予我丰富的物质能量。地球母亲将她的一切奉献给人类，我要像一棵大树，深深扎根于地球能量场中，不断地吸收能量，成就自我。我能得到需要的物质、资源、人脉等，也将慷慨地分享给其他人。我活在当下，感受着生活的稳定与安全。我踏实地行走在大地上，我是最强壮的，也将是活得最好的……"

七脉轮自我肯定的方式，是以身体为中心，给自己积极暗示。深层的积极暗示应当是一种发自内心的自我肯定——"我是最好的，我必将大有作为"。

在冥想中练习自我肯定，只需要持有积极的观念。在心中默想、脑中默念，纸上临摹，轻声吟唱都可。时间也没有限制，晨起练习，斗志昂扬一整天；午间练习，重整旗鼓，一扫困乏；睡前练习，释放压力，睡眠质量也会有所提高。

肯定自我的观念，可具象可抽象，可普通可特殊，可有限也可无限，类似的观点如下：

我天赋异禀，是一个辉煌的存在，日后的每一天，我都将越来越好。

我现在拥有一份报酬好、待遇好、能让我快乐的完美工作。

……

积极暗示，一定要选取你能达到且在最积极的范畴之中的。比如"我再也不熬夜了"，这是一种带有消极意识的反向肯定，而"每天晚上早睡，第二天醒来，我将活力满满"，这就创造了力所能及且非常积极的潜意识。

当然，列举出来的这些自我肯定句，并不适用于每个人。有效的自我肯定，一定可以让冥想者感到舒适自在、身心安定，体内仿佛有力量正在不断扩张。要努力找到适合自己的有效肯定方式，冥想才能深入到潜意识中。

刚开始练习积极暗示时，不少人会陷入情感的旋涡中。积极情绪与消极情绪相抗争，意识来回拉扯。冥想者需要保持抗力，增强真正有利的意识，将所有情感与思想都灌注于自我肯定之中。

每天坚持十分钟的自我肯定练习，就可以唤醒积极的自我意识，让人生更有价值。

4
如何用积极暗示打败消极暗示

心理咨询师给一个失眠患者开了三天的药，并告诉他，这是有助睡眠的"神药"。前三晚，患者服用后，一夜好眠。第四晚，没了"神药"，他辗转难眠。

第五天，他来到医院，想让医生再给他开点药。医师却告诉他，前三晚吃的都是普通的维生素。虽然病人获得的是无效治疗，但得到了医生的积极暗示，病症因此减轻，这就是"安慰剂效应"。

打安慰剂不是医生的特权，每个人都可以给自己打一针安慰剂，用积极暗示打败消极暗示。在冥想时，走进自己的内心深处，认真观察自己的消极想法，用语言表达出内心的感受。

表达出消极想法，但不要总是强调消极想法，这样就不会成为消极暗示。用客观描述代替主观表达，排除消极暗示的影响。如用"我还不习惯与人交流太久"代替"我害怕和任何人交流"，用"我慢慢做数据工作就没有问题"代替"我处理数据工作总是有问题"等。越客观、冷静，我们的负面情绪就越少，结果肯定不差。

但积极情绪不可能一直占据着上风，当你情绪长期低迷时，就是心中的消极暗示打败了积极暗示。如何让积极暗示转败为胜呢？冥想时，给自己贴上积极向上的标签，比如"能力者""创造者""照顾者"等。这种自我暗示也是一种承诺，既被意识认可，又在能力范围之内，增益效果明显。

正念冥想法，就是一种积极的心理暗示法。先放松，再适应，而后即可正念。

手握一个真实的物件，水果、石头都可，作为心神的聚焦点，先让身心放松下来。凝视手中之物，仔细地观察它的外形、脉络，反复触摸它的表面，闻一闻它的气味。接着闭上双眼，展开回忆，在脑海中一笔一画地勾勒出它的全貌。放松全身的肌肉，排除杂念，想象自己融入物件之内。想象一下里面的光景，颜色、质地、气味是怎样的。摸索完毕，想象自己从物件内部走出来，深呼吸五次，慢慢睁开眼睛，就会发现周身通畅，心旷神怡。

适应冥想时，坐姿最宜。背部轻靠椅背，头背挺直，双脚自然触地，与肩同宽。闭目深吸浅出，往复多次。将注意力推移至两手和双腿的边缘，将意念置于手心。片刻时间，我们就能感受到注意力指向的部位越来越温暖。保持呼吸的节奏，直到温暖传递至手心、全身。深呼吸五次，睁开双眼，休息。

随后进入正念冥想。正念，有三种解释，一为正向的念头，即善良、勇敢、阳光、真诚等；二为不偏不倚的立场，平和至极而不失偏颇，无谓正负；三是引导念头向正，在心中创造正向念头。

以我们选定的一个正念为根基，进行冥想。倘若我们的正念不够明确，感悟就难以深入。保持坚定专一，把这个正念想象为脑海中的一个光点，自己顺着它的光芒逐步靠近，与光点融为一体，形成正念的逻辑体系。

熟练地完成单独正念的练习后，在正念冥想中加入时间的概念。将每个正念融入过去、当下和未来，观察意识在积极与消极之间的转化过程。

即使消极暗示占据主导，积极暗示也是存在的，比如"我试试吧。算了，多半不能成功"。此时的自己，还未明悟，因而很难调动情绪，强化积极暗示。未来的自己，学会了凝聚正念，就会主动增强"我试试吧"的念想，沉浸在正念思维中。

借助冥想调整为积极的状态，将积极的自己代入想象中。很多人都有节后综合征，想要快速调整好心情，工作前先冥想一刻。安静坐在工位上，闭上眼睛，想象自己将如何在办公室里忙碌，仔细聆听所有的声音，此刻，我们的脑海中只有一动不动的念头，内心随之沉淀下来。冥想十余分钟后，翻阅自己的工作日志，就能很快地进入工作状态。

正念冥想的高阶状态，是感知天地正念而行之。正念存在于世界之中，太阳暗示着阳光与热情，月亮暗示着光明与温柔，大地暗示着坚定与宽厚……处处都是世界的积极暗示。在这个正能量的磁场中，所有的恶念都被吞噬了，我们会自然地萌发出正念，将正念融入思维，形成积极暗示。

通过冥想消除消极思维，增强积极暗示，不是一朝一夕的事。消极暗示的次数多了，就成了消极思维，因而正念冥想也需要一定的时间，才能改善为积极思维，养成积极暗示的习惯。

5
自我意象助你成功
——把肯定自我加入想象

所谓自我意象就是对自己的看法，它能直接或者间接地影响一个人做某事的结果。积极的自我意象能吸引成功，消极的自我意象只会吸引失败。美国著名的心理医生马尔茨认为，我们的人生就是我们的自我意象决定的。

马尔茨是在整容的工作经验中发现了这个奥秘的，他发现手术刀就像是一根魔棒，可以通过改变一个人的外貌改变一个人的一生。比如让一个害羞的人变得胆大，让一个笨男孩变得机灵。但也有一个谜团让他困惑，如果手术刀有魔力，那么为什么很多人的脸焕然一新后却还是死性不改？而且，他还发现了一个可以称之为"虚构之丑"的现象，就是在别人看来当事人很漂亮，但当事人自己却不这么认为，他自己觉得很丑，必须要整容。

这个现象是怎么发生的？马尔茨在寻找答案的过程发现，每个人内心都有一幅用来描绘自己形象的"心像"，这幅画不一定清晰，甚至自己根本意识不到它的存在，但它确实存在。它以"我对自己的看法"为基础，画出"我是一个什么样的人"。

如果自我意象是一个失败的人，那这个人就会不断在内心里看到一个垂头丧气、倒霉透顶的自己。进而更加的自卑、沮丧，无奈乃至无能，失败也就会一次又一次被吸引过来。如果自我意象是一个成功的人，那这个人看到的就是一个自信的，有力的自己，然后不断努力进取，敢于挑战，不怕失败，在现实生活中更容易斩获更多成功。

　　许多人的失败都是因为陷入了自我否定的泥潭，内心缺乏一个自信的"我"，不能从"我"身上获得力量。如果想要取得成功，可以通过想象来引入自我肯定，构建积极的自我意象，进而改变自己的人生。

　　在日本的明治年间，日本有一个相扑手大波，他虽然拥有相扑手的体魄和能力，私底下的较量也总能赢，但一到公开比赛，他就像变了个人，笨拙得连徒弟都赢不了。

　　大波为此苦恼不已，就去庙里请教禅师白隐。白隐说："你今天晚上就留在庙里过夜吧，你的名字叫大波，你就想象自己是那种巨大的波涛，能横扫一切、吞噬一切的巨浪，而不是一个怯场的相扑手。"

　　晚上，大波坐禅冥想，开始想象自己就是能击败吞没一切的巨浪。一开始，他的思绪很乱，杂念纷至沓来。慢慢地，他的心静了，只剩下波浪翻滚。随着夜越来越深，浪也越来越大，波浪卷走了瓶子中的花，吞噬了佛堂中的佛像……天亮的时候，连庙也被巨浪淹没不见了。大波自信地站起来，从这天开始，他在全日本战无不胜。

　　很多人的自卑都是因为担心结果不够理想，害怕失败。因为担忧杂念就多，杂念越多发挥越容易失常。可以利用想象排除杂念，进入极度的专注状态，忘记自卑，忘记胆怯，一门心思只有做好，自然就能高水平发挥。

想象中要尽力肯定自我，就像相扑手大波想象自己就是巨浪，可以吞噬一切。类似的还有想象自己是飓风，是火山，是高山，是领袖等，其特点是具有强大的能量。下面，我们以戒掉香烟为例，来看如何利用想象帮助自己达到目的。

首先，把戒烟的好处写在一张纸上，比如"让肺更舒服，让牙齿更洁白，节约开支，让家庭的空气更干净，改善夫妻关系……"写得越多越好。写完后贴在家中显眼的地方，以便时时能激励自己，若能再配上一句富有感召力的口号就更好了。

其次，开始运用想象的力量。每天在临睡前，想象自己在明媚的春天里，在嫩绿柔软的草地上漫步，不远处是潺潺流水，小鸟在头顶歌唱。或者想象自己躺在松软温暖的沙滩上，身边是蔚蓝的大海，海风轻轻拂过水面，远处是海鸥、渔船……

第三，让自己处在一个完全放松的状态后，开始慢慢向自己重复戒烟的好处，然后肯定地告诉自己，"我已经不吸烟了""我已经做到了""我现在已经健康了""不吸烟的感觉真好啊""我真了不起"……

有心理专家经过实践经验证明，很多吸烟者经过这样的想象力训练，最后都成功地戒掉了香烟。这个方法很容易掌握，难的是坚持练习，同时它也适用于戒除其它坏习惯。

确定我们的目标，然后按照我们的需要创造一个清晰的场景，不断地肯定自己，给自己信心，就能让自己的身体里充满力量感。

无论任何时候，确定积极的自我印象都是最重要的。尤其是当我们落魄陷入人生低谷，开始自我怀疑，自我否定甚至自我厌恶的时候，必须要摒弃放弃自己，背弃自己的念头，相信自己，肯定自己，让光照进胆怯的内心。

6

冥想中的脑海意象
——好的画面趋向善境

凡是冥想者，莫要追求纯真纯善的至高境界，当真诚恳切，脑海中的意象，就会趋向善境。

印光法师曾说："有人念佛，必须要在极静之地，否则就烦躁难安，若一直这样，就是无可救药。"冥想也是如此，若有人执意要达到正念、通灵、超然等冥想境界，冥想就是一重魔障。脑海意象幻化随缘，心安向善，自然有独一份的境界。

冥想时，脑海中万千意象升腾而起，源自何处？所有境相，不过是自己心识所变。即便历历在目，景象分明，也并非实实在在的物体。魔相迭现，是因为心中污浊。如果心是纯一无杂，境相就越清净。到时见到各种意象，都不会虚妄欢喜；未见境界，也不遗憾。因此。心中不要存有至善至境界的想法。

脑海中偶有不好的意象，也是冥想的常态。这世间本就不是风清弊绝，怎么能贪求冥想就无悲无痛无欲呢？厄境、魔境、不雅境偶然显现，也别心生恐惧，启发清净心，在空灵寂静中继续冥想，不好的意象必会自动消失。

想要好的意象趋向善境，必须在心中留存善根。《阿毗达摩集异门足论》中说到，善根有无贪善根、无嗔善根、无痴善根。无贪，则不生喜乐，不入无欲之境；无嗔，众生不生愤恚，无损无恼；无痴，是为明晓通透，知善恶，明事理。守住无量善根，冥想必能渐入佳境。

冥想修止观，脑海中的境相全是息。静坐观呼吸，调和气息，止念入定。在定中，不见身形、不见我心，息自在出入，而境状不变。有时在定中，忽感身心随息波动，有冷热、轻重、堵塞顺畅之感，一一感知，次第安定，须臾轻快，非言语可知。或在定中，将鼻息出入、长短看得一清二楚，甚至全身毛孔也能洞若观火，心中敞亮，五脏六腑皆能视之，恰似小孔窥见世外桃源一般。这些都是修止观之善境。

此外，道家还将"上善若水"视作修止观的善境。呼吸之气，自口鼻入肺，排浊纳清，化为体内的血水。静坐冥想时，若有一股至柔的水，如温泉般从腹穴涌出，上升至喉舌，生出津液，也是一种善境。

不净观、白骨观，本就是观想不好的意象。修不净观，在定中见自己身内污秽不净，白骨嶙峋，蓬头垢面，自此痛改前非，日修边幅，厌弃贪欲，定心止念。又在定中得见他身不洁，死尸遍野，脓血不止，飞禽走兽、山石原木衰败。在这些意象中破除一切贪念，从不好的画面中找寻善根，也能生出善境。

修慈悲观，便是种善念，得善终，何愁不向善境？慈悲之心，心怀众生，是冥想苦修的高级境界。慈悲观的境相，皆是爱。爱我者，皆得安乐；我爱者，事事顺遂。用博爱之心包容怨憎之人，用亲和之情善待疏远之人。心中深植善根，所见之相即为和乐相。

还有一因缘观，观想时，魂穿前世、今生、来世。起初，难辨人我之别，冥想日久，因缘愈现，心念自然升起，不再执着于个中分别。此时真性现，能破执念邪见，以真定正。身心清净，智慧骤开，是因缘佳境也。

定中的意象，自有定数。常人冥想，总盼着能有无尽神通、无边智慧。得见佛身、闻见佛音，光明披身，如此妙善境界实在难得。其实，身心空寂也是一种善境，身心舒畅、清和景明，亦是善定。

善境也好，恶境也罢，冥想切勿纠结、留恋。境别是一个变化的过程，固然要远离、灭失恶境，但善境也要合理对待。

趋于善境，便待其自然消散。若是冥想者执念于善境，生出的攀缘之心、执着妄念，就成了恶根，善境也会变成恶境。一个人将冥想中美好的幻象当作现实，把假我当作真我，无疑是在水中捞月，稍有不慎，很难回到真实的世界。

冥想修行，境界只是一个象征，来之无喜，不生期盼，去之勿留，不生留念。从善境中解脱出来，撂开虚实万象，仍能自性清修，才是真善境。

7
信心不足，经验不够怎么办
——脑内预演

美国著名钢琴家施纳贝尔，仅练习了七年钢琴，就取得了耀眼的成绩。但他不喜弹琴，七年里，他真正动手弹琴的时间少之又少。好事记者便因此责问他，他坦然回答道："我在头脑中练习。"通过脑内预演，调动潜意识，引导成功的方法，早已风靡各地。

脑内预演，呈现出的画面，就是冥想时的"观想"活动。比如信心不足的人，在公开演说前，设想上台时的场景；比如缺乏商务会面经验的人，想象从头到尾的细节；又比如想改掉自我否定的习惯，想象勇敢接受挑战、克服困难的情景。在脑内预演未来的场景，能帮助我们建立积极思维。

预演全程，要始终保持轻松的心态，脑内预演不是施加压力，而是疏解压力。脑海中的场景都是虚幻的，冥想者可以天马行空地做出反应。想象的越丰富，现实中的接受能力越强。

一次冥想，能进行多少次脑内预演？一场预演，能持续多长时间？脑中究竟能呈现出多具体的景象？这些都因人而异，精神饱满、心志越强的人，预演时间越长、次数越多，景象越具体。

刚开始练习脑内预演，要先学会想象完整的流程。像播放电影一样，设想每个环节的情景里，主要的事件、人物，思考自己要扮演怎样的角色。能明确自己的目标计划，并在脑海中将计划图像化，是细化预演的基础。

随着冥想的深入，脑海中出现的画面要素会越来越多。在每个环节，我们将看到的、听到的、触碰到的，每个时刻将会登场的新事物、新人物，都一一想象出来。留意细微的心理变化，不断重现重要的场景，找到达成目标的方法。

场景不清晰、情感不真实时，不必焦急，沉心静气。找一处安静之地，以具体的一个环节或单独的场景为冥想背景，重新开始观想。

例如，想象你给心爱之人告白的情景。手中的粉色气球随风摇曳，心爱之人就站在自己的眼前。四目相对，一时间默默无言。你低头深吸了一口气，瞧见了怀中精心准备的礼物，想到未来相濡以沫的日子，再下决心。呼气，抬头，将礼物递给爱人，鼓起勇气，坚定地说："我喜欢你，我们可以交往吗？"到此为止，回顾你的情绪起伏，思考每一步是否还能表现得更好。

事前进行冥想预演，绝不是虚度光阴，而是一种精神历练与准备。经过反复预演，我们的实际操作能力会显著增强。

一个在战俘营度过七年时间的人，第一次踏上高尔夫球场，就打出了74杆的好成绩，堪比职业球员，这个人就是詹姆斯·纳斯美瑟少校。在被囚禁的七年里，他一直独自待在一个高一米五、长一米六的笼子里，说话无人回应，身体也伸展不开。

后来，他被释放了。七年没握杆的纳斯美瑟，一出手就打出了令人惊叹的成绩。众人十分好奇，少校说靠想象就能做到。虽然处境艰难，但少校一直乐观地活着。他在笼中只能佝偻着背，便想象弯腰的自己是在挥杆打球。

每天，他都会畅想，自己正站在高尔夫俱乐部里练习。想象自己手执球杆，来回摆动，在拿捏推杆、挥杆的细节。继而想象着自己打出了一颗球，球在天空划过一道弧线，落在修剪整齐的草坪上，翻滚几下，定在他选定的点位上，他甚至能感受到此刻的欣喜。

有时，他还会想象自己身穿球服，戴着太阳镜，与朋友切磋球技；或是想象自己置身于雨后的球场，用手触摸着湿润的空气与土壤，闻着草坪的清香；或是幻想球场上的春夏秋冬……他在意识中创造出一系列的成功相，全情投入，享受着成功的美好体验。

类似的案例还有日本江户时代初期的剑术名家宫本武藏，他一生决斗六十余次，从未败北。晚年时，他隐居在灵岩洞内，写下了《五轮书》，书中讲到了冥想预演的方法。每次决斗前，宫本武藏都会静坐片刻。静坐时，他在脑海中一遍遍预演对手的招式，设想自己如何破解。他用了大量的时间来分析、预测对手的行径和策略，得以运筹帷幄，在真正的决斗中大显身手。

生活也是一场决斗，每个人、每件事都只有一次机会。总被情绪左右的人，做事也会经常发挥失常。脑内预演可以利用正念来平复各种情绪，让人从容不迫。

面对未知的情况，人都有胆怯、紧张、懒惰的心理。冥想预演时，一边调整呼吸，一边进入场景，正视隐藏在潜意识中的消极情绪。在我们的潜意识领域中开辟一个天地，想象出一个积极的自己。仔细观察，积极的自己并不会受到负面情绪的拖累，始终会坚持斗争，取得最终胜利。

将生活中的挑战都想象为一场演练，知己知彼，百战不殆。在脑海中强化训练，在现实中不费一兵一卒也能无往不利，岂不美哉？

8
把成功视觉化——体验梦想成真

如果我们渴望成功，那就把成功的画面视觉化。视觉化越有吸引力，现下就越有动力。

比如，想象自己在台上演说时，自信满满的样子，或是自己与合作商侃侃而谈的场景，又或是自己修身养性，被人称赞一身正气的时候。沉浸到场景中，坚信彼时彼刻发生的一切都是真实存在的，体会如愿以偿的兴奋、自豪等情绪，这样就能在潜意识中形成积极思维，增强改变自我的意念。

潜意识深藏在我们脑海中，悄悄记录下我们所有的思考，但它还不具备辨识真假的能力。我们朝思暮想的，潜意识就会做出积极的反馈。因此，预想成功的场景，就是把愿景视觉化，能更好地在冥想中积聚行动的力量。

愿景，是一个人心中最渴望实现的景象，是我们热情生活的精神动力。每个人都有可视化的愿景，或是希望自己早日青云直上，坐上经理的宝座，或是希望家庭美满，儿女健康等等。

心理学指出，想象的力量是可以凌驾于意志之上的。愿景冥想正是通过思维预演，想象愿景成真，体验突破的滋味。在提前刺激自己的意志时，加强积极情绪的反应，焕发出巨大的力量，以备现实需要。

进行愿景冥想之前，我们需要设计一个脚本，包括具体的冥想场景、期望达到的效果。假设自己正在准备一项重要的考试，心里期待着能顺利通过。脚本设计的背景是考试当天，自己在考场中答题的全部经历，尽量以正面场景为主，再想象成绩公布当天的场景，自己收到成绩合格的通知。脚本的设计目标明确、简单清晰为好。

开始冥想前，先进入放松的状态。或坐或躺，使身体完全松弛下来，使呼吸慢下来。让自己的心灵远离紧张的备考生活，想象自己坐上了探索未来的时光机。

接着，集中全部的注意力，去想设定好的愿景。考场铃响，所有考生开始答题。大致浏览了考卷，发现全部题型都是自己反复练习过的，心中窃喜，下笔有神。随着时间一分一秒地过去，自己成了全考场第一个交卷的考生，踏着自信坚定的步伐走出考场。

想象公布成绩的那一天，自己准点守在电脑面前，手握胜券，带有一些忐忑。时间一到，点击"查询"按钮，两个红色加粗字"及格"映入眼帘，顿时心花怒放。

让想象中的正面形象凸显出来，增强自己的信心，如一气呵成的答卷、红色的"及格"字样。同时，我们还可以放大梦想成真时的激动心情，牢牢记住这种状态。

预想成功的愿景也叫成功相，它不仅特指实现成功的清晰境相，还包括意指明确而形象模糊的愿景、渴望成功的强烈情感等。成功相的妙用在于，它能将"想"的力量转变为"致胜"的力量，引导冥想者走向成功。

靠冥想制胜的成功人士，之所以能实现他们的梦想，正是因为他们具备这种"成功可视化"的能力，按照心中所想驱动自己的行为。人类的潜意识潜藏着一种超意识能力，借助冥想、梦境、催眠，我们也能激发出这种能力，创造出成功。

闭上眼睛，深呼吸，放松。想象自己走进一个熟悉的房间，卧室、书房都可以，我们会在舒适的椅子上、沙发上或是床上坐下、躺着。

冥想入定后，人的左脑趋于平静，而右脑独自工作着。觉察右脑的意识，想象力和创造力大大提升，我们会发现各种灵感涌现出来。此时，我们对成功的理解、判断都会更加精准。

现在开始愉快地幻想我们的成功经历，如签下合约的那一刻、第一个跑过终点线的身姿、庆功宴上举杯相庆的场景……想一想其中的细节，用任何一种你愿意的方式来创造它。记住这个创造的过程，再次享受成功时的愉悦感受。将冥想产生的愉悦、自信、理性的力量运用到目前的计划中，控制自己的心像，我们就能一步一步走向成功。

作家毛姆说过："人生实在奇妙，如果你坚持只要最好的，往往都能如愿。"心怀强烈的倾向，人就有动力去改变自己、改变生活。只要我们能够坚持，迟早会彻底变成想象中的样子。不要给自己设限，借助冥想，发掘创造力，轻松制胜，是人生一大乐趣啊！

9
自我催眠——与大脑潜意识直接对话

有人尝试用冥想来催眠自己，可练习了很久，还是无法觉察到大脑中的潜意识。想要与潜意识对话，首先要认识自我催眠，并相信冥想能够催眠自己。

自我催眠，是指利用催眠的技巧，对自己进行催眠。常见的自我催眠术，有道家的气功术、印度的瑜伽术和各种宗教仪式等。自我催眠是一场验证、重塑潜意识的冥想。

在催眠的状态下，冥想者轻松进入到潜意识领域中，开始解读自己的内心。随后，冥想的内容、催眠词变成潜意识里的暗示，这个过程，就是在潜意识中注入新知，创造新的心理暗示。潜意识里的暗示具有很大的威力，对调养身体、改善思维、修正行为十分有用。

不能通过冥想实现自我催眠，其实是因为潜意识在反抗。人在放松时，大部分的行为都是源于直觉、习惯。这是因为在潜意识里，存在着许多条件反射的循环序列，一旦我们被外界刺激了，第一时间就会产生模式化的反应。

因此，在进行自我催眠之前，一定要坚信冥想催眠的力量，坚信冥想可以帮助我们与潜意识直接对话。著名的艾瑞克森睡眠治疗就是以此为核心的。这种信念感越强烈，自我催眠就越顺利。当我们真心地信任催眠与潜意识时，身体会愈加放松，进而敞开内在的空间。

一个在寺庙里修行的居士，结婚十几年，对妻子没有任何感情。他多次提出离婚，但妻子始终不愿意，他也一直不明白妻子为何如此坚持。

师父对他说："当你始终找不到答案的时候，就去问问自己的潜意识吧。"

居士决定在冥想时催眠自己，他像打坐一样端坐着，闭上眼睛，安静下来。他向潜意识发问："请告诉我，为什么我的妻子不和我离婚？"然后他放空头脑，将所有的注意力集中在呼吸上，身体越来越轻，意识一点点丧失。

通过自我催眠，他很快进入到潜意识中，梦回昔日。

幼时与玩伴一同戏耍，母亲狠狠地把他扯到一旁，厉声呵斥："让你好好待着，就不能让我省省心吗？"转身又对伙伴们说："你们以后别带他玩，他打小就是个病秧子。"说完，母亲就走开了。

他独自一人站在门槛上，看着伙伴们渐行渐远，好像自己被所有人抛弃了。这个画面狠狠地刺激他的内心，悲痛难忍。画面一转，是妻子潸然泪下，在低声下气地挽留他。四季流转，只有妻子仍陪伴在身侧。

从潜意识里，他终于得到了答案。原来母亲是他自卑、孤独、怯懦的诱因，自己始终无法走出儿时的阴影。而妻子却是照亮自己的一束阳光，为自己驱散了阴霾，治愈了曾经的创伤。

催眠自己，冥想者就可以看到脑海深处的各种心像，进而与潜意识对话。大多数人刚开始练习时，很容易被杂念带偏。特定的催眠词，让人有力量自主地控制注意力，去挖掘潜意识中自己想要看到的画面。

无论是打破纪录也好，艺术家创新作品也好，商人做生意也好，大到想要的名利，小到想要的身材等等，只要我们始终围绕一个主题催眠自己，潜意识都能帮我们实现它。坚持在冥想催眠时，过滤掉杂乱的念头，才能与潜意识进行有效的对话。否则，即使能在潜意识里觉察到许多真知，也无济于事。

如果我们没有核心的催眠意念，也不必强求进入深度催眠之中。放松身体，不要强硬地干涉大脑的活动。试着与潜意识建立一条链接，仔细聆听，潜意识会传递出一些声音的。

冥想爱好者乔布斯，常常会听从潜意识的指示。据说他有一个两百平方米的办公室，里面空无所有，仅有一个蒲团。每当苹果公司设计出新产品，让他选择时，他都会先坐在蒲团上静静地打坐，与潜意识沟通，然后凭直觉做出选择。

美国催眠专家刘心阳所著的《与潜意识对话》一书中，讲了许多自我催眠的方法，如冥想正念阿尔法波、心想事成吸引力法则等。你想要体验如何催眠自己，与潜意识对话吗？

自我催眠的三大要领：专注、放松、意念，缺一不可。当我们三者兼顾，就成功一半了。先选择一个安静、温暖的环境，没有外界的干扰，光线微暗，气氛和谐。尽量选择身心自然的时候，错开空腹、饱餐、沐浴前后的时间。衣着宽松、舒适为好，躺下进行更好。

怀着随意、平和、开阔的态度开始冥想，让所有事物都自然而然地发生，不加任何预定的企图。缺少经验的人，可以先学习专业的催眠教程，或是利用催眠录音带，找找窍门。切忌在精神紧绷、警觉的情境下进行催眠，否则容易发生危险。

最简单常用的催眠术就是"渐进式催眠诱导法"。在冥想中放松入静，双眼平视墙上的某一点，安静、平稳地凝视着它。深呼吸，屏住气，双手用力，使全身的肌肉绷紧，然后缓缓吐气，同时缓缓放松全身肌肉。如此反复几次，直到四肢柔软几乎没有知觉，再从下到上，逐一放松脚踝、双腿、臀部、腹部、胸部、颈部、头部，任由眼睑无力，缓缓闭合。

此时，在头脑中重复某句话，下达催眠的指令。比如"我想减肥""我要睡个好觉"等。有人用催眠来治疗失眠，在潜意识中，看到自己在一个与世隔绝的优美环境中欣然入睡，无人打扰，睡得十分香甜。几周下来，他摆脱了失眠与噩梦的困扰，每晚都能睡好了。

催眠的最后一步，就是将自己从潜意识中唤醒。专家说，在还没催眠时，就应该想好如何苏醒。可以用一

个定时器、闹钟、磁带等，限定一个时间，以免混淆幻
境与现实。意志坚定的人，还可以在潜意识中直接唤醒
自己。比如心想，当我数完五个数，我就能彻底苏醒过
来。数一时，我的意识开始回归大脑；数二时，我能听
见周边的所有动静；数三时，我可以控制全身肌肉了；
数四时，我的四肢和头可以轻轻抬起；数五时，我可以
睁开双眼了。一切如初，而眼中更添睿智。

在合适的时候，进行冥想催眠，与自己的潜意识对
话，我们会变得越来越平和、智慧。

第七章
如何在冥想中让自己精满、气足、神旺

1

锻炼精思的方法——存想

存，意念寄放之处；想，冥想思考之物。将思、神、念等内聚于体内，通过想象操作事物的活动，集中意念，养精固本，这就是存想。人的身体藏污纳垢，只有吐故纳新，消愤除欲，才能致静凝神，强健身心，祛病延年。

存想，是道教流传下来的一种心理养生术。道家思想中，存想可以避凶就吉，获得幸福，故而长寿。这个锻炼精思、修身养性的法子，源深流长，记载颇多。

存想最早见于《太平经》，也作存思讲，是道教气功

的修炼法之一。《诸病源候论》中，隋朝医家认为，存想于五脏光色，可以治病。道家丹经《皇庭内外景经》、南朝仙家陶弘景所著的《真诰》等书中，都以存想为修道之法。

道家斋醮仪式上，存想是法师通灵的主要手段。只见法师双眼微闭，观想某一神灵的形貌、活动，虔诚而专注，遥想自己化身神灵，与神灵沟通，体察天意。存想之法十分古老，吸收了不少中医、风水、佛教道教的思想，与近代印度瑜伽中的一种佛学文化——冥想，也多有交叉。

冥想，也需要高度专注，达到内心平静。想要进入冥想，也可以通过存想来集中精神，锻炼精思。

存想所想，不局限于心中的内相，也可以是大自然的外景，可实可虚，皆不限制。想象体内的经脉，观心照己，如《天隐子》中所说"存谓存我之神，想谓想我之身"，这就是内视。闭目静思，让至高无上的"一"、气、道常驻在自己体内，凝神聚气，是为"守一"。此外存想还意守三个对象，有守神、气、精的，有守虚、无、空的，有守青、赤、白三气的，各不相同，叫作"守三一"。

　　诸多存想术中，内视存想术最受欢迎。如汉代《阴符经》所说的"天机在目"，就明示了内观蕴藏的智慧。古时养生所追求的阴阳平衡，就是目光内视，调和生息，保护健康。

　　内视存想中的"内"，指的就是人体内部的各个器官组织，从意识层面来说就是自我幻化出的内象。冥想者需要调匀气息，引导气息流往至身体的五脏六腑。久而久之，自然能身强体壮。内视存想，是道教静功中的初中级修炼法，主要功效是静神定心。是于有形中窥见无形的智慧，以无心中找到心的归处，最后提炼元神，精气补身，普通的冥想者也能达到这样的境界。

　　经络存想，是一种集意守于吐纳之上的内视存想法。在冥想中，将目光内移，巡视体内气血、脏腑各经脉通道，寻找经血虚弱、不达之处。发现体内异常，便用气功、中药、针灸推拿等手段及时治疗。精通了经络存想，冥想就是一个诊疗养生之道。

　　现代医学确实先进，但医疗器械很难随时检测个人的身体健康，而且在神经、精气等不易被察觉的病变上有明显的滞后性。等到病症确诊了，可能就错过了最佳的治疗时机，甚至在自身没有虚弱、不适时，病来如山倒。

经络存想是一种自我治疗的冥想养生法，打通精气受阻的某个部位，就能全身畅通。

既然存想是冥想有物，自然需要心中有一个定念，人体经络就是经络存想的定念。想要熟悉自己的身体构造，可以学习针灸图解，按照脉络顺序一一记忆。在记忆的同时，手指可找到具体的穴位，一边按摩，一边感受精气在此处的流动性。精气上行，则带动手指向上按摩；精气下行，则向下按摩。

当经络都了然于心了，我们才能更好地感知精气于经络间的流动，聚焦神思。冥想时，先选择一个舒服的姿势，坐、卧、立皆可。保持脊柱的垂直，让尾椎骨与脊柱连成一线，腰部、肩周放松，双手自然下垂，让所有器官保持在完全扩张的状态中。

气息入肺，清除脑海中不相干的杂念，将注意力集中在肺经上口。若是感受不到气流行径，可以用手指一一勾勒出肺部经络，让意念凝在指尖，捕捉指尖温度的变化、内里肺部的震动。再将手轻轻归位，延续刚才的感觉，能感知到精气沿着肺经上下流动为佳。其他部位的存想，也是如此。

　　练习经络存想时，遇到精气受阻的现象是很常见的。首先，要始终保持专注，如果走神了，就要从头来过，否则我们对精气的感知总是戛然而止，很难推进。其次，精气随手臂经脉往复，可能会在某个部位停滞不前，如手肘、肩部等，那就再尝试一次。运气之后还是未能顺利通过，就再从头做，指导气流通畅，这个过程可能会持续数次、甚至几周的时间。如果最后这个堵塞点被打通了，此处的虚弱、病因也就治愈了；如果仍然不通，这个部位或多或少都有些问题，就需要求助于外了。

　　经过至少三个月的练习，冥想者才能自如地感知到任何一条经络线上的精气运行。身体内有任何风吹草动，都能第一时间在存想中察觉到。这样一来，就达到了精气平衡、竭力精思的目的。

　　人的身体内共有十二条正经线、奇经八脉等经络线，如果一一循行，漫长的存想就会消耗我们的精思。此时，大多数人就希望让意念能同时贯穿多条经络，比如同时循行四肢和头脑的精气，那就将注意力集中在自己的头部，进而存想。将整个手掌倾覆在多条经络上，密切注意全部精气的流向，直到能在头部感受到有细微的精气流经。在用心感知每条经络线上的精气流动时，人的神思、智慧都得到了历练。

除了意守经络，还有意守北辰、烛光、日月的存想之术。这些存想之术，都是在训练人的心志、意念。意守一处，存想于心，在冥想中掌握了这些法门，不仅能强身健体，还能锻炼精神。

2
运用思维的智慧——精思

存想，是锻炼精思的一个方法。何为精思？精于思维，成就最高的智慧，这是道家的观点。后来演化为"精思入神"，当思维无懈可击时，就达到了入定成神的境界。

在冥想中静坐、祷告时，我们的脑海中始终会有一个较为清晰的念头。长年累月都在研修一个问题的科学家、哲学家，可谓是精思入神的典范。他们任由各种思绪来去，始终用专一的思维来思考，甚至废寝忘食，这就是进入了"定"的状态。常人冥想，也是以定为最基本的境界。我们闭目冥想，所思所想，无论智慧与否，只要一直往深处思考，总会有灵感萌发的那一刻，想通、看明白了，就是精思了。

虽说存想是锻炼精思的一个法门，但存想、精思之间还是大相径庭的。存想只是将所有的想法保留在心中，没有过多的加工环节。而精思是在追求思想的深度，从生活中来，还要去往生活，一如《周易》所言"精义入神，以致用也"。精思者保持寂然不动，洞彻精微的道义，从而达到超脱神通的境界。

但达到这样的境界，必是一场苦修。天地有形、风云变幻，皆是"精思"的思考对象，可见，精思实在令人捉摸不定。释迦牟尼开示时说过"种子生现行，现行熏种子"。过往的所思所想，会幻化成现下的情形。在当下精思，冥想者的身心势必会出现新的变化。也许一时头疼脑热，甚至身体不舒服，也许一时耳目清明，这些反复变化，就是精思在发挥效用。沿用佛家禅宗中的参禅悟道之法，静而精思，潜心不弃，必能出神入化。

《黄帝内经》中写道，"肾出于涌泉，涌泉者足心也。"涌泉穴是身心精气的源泉。在空闲时多多按摩足底的涌泉穴，可以积聚用以精思的能量。道家也曾说过"精从足底生"，要特别注意调节生理，将"穷理，尽性，以至于命"作为最高原则，精思有道，身心双修。植物扎根于土壤，人则是扎根于思想中的，想要凝神聚思，就得先打通经脉。在冥想静思时，盘足屈膝，对打通任督二脉、补足精气神有利无害。

古人认为精、气、神三者是贯通的，诸多导引养生法都是以此为基础，将精思融入治病中。通过一定的意识活动，召唤出体内的能量、正气、精神，治愈病情。

这种运用思维的智慧，在《黄帝素问遗篇》中就有所谈及。五脏六腑为一体，一人患病，就会传染一大片，黄帝便问岐伯，怎样才能杜绝传染病呢？岐伯回答说，如果靠近有传染病的人，就要先"想心如日"，也就是冥想精思。借助精思，想象肺有白气、肝有青气、肾有黑气、心有赤气、脾有黄气，五脏之气化作金、木、水、火、土，护周身安全。而这五色之气"出于脑"，大脑活动，以思聚神，才能以神化气，形成一层意念保护罩，百病难侵。

精思养生，不仅在预防传染病上有奇效，在颐养生命方面也十分有效。隋代，巢元方等人撰写了《诸病源候论》，提出"五脏横病候"一说。横病，多是气候骤变、环境大变引发的，五脏六腑难以适应外界的变化，气血亏虚，身体出现各种病症。治疗这类横病，《养生导引法》也引入冥想精思之术。

若是膝盖以下有病症，就冥想小腹有红光，放大体内的红光，与笼罩在自身周边的红光融合；若是腰以下、膝盖以上有病情，就冥想脾脏中发出黄光，与印照着全身的黄光融合；腰以上有病况，便冥想心脏中发出红光，皮肤有问题的话，就冥想出绿光，皆要与环境光相融合。在练习时，意想光芒照彻全身，略无阙处。

这种精思方法的运用，不拘泥于坐式、卧式，身心放松、呼吸顺畅即可，也没有次数限制，单次时长控制在一小时之内最佳，充分挖掘出思维的智慧最好。

冥想有空无的境界，但不是放空大脑、呆定在原地，而是在各种杂念中坚定一念、一物，慢慢积累精思。一位冥想神经科学家说，精思，本质上就是在强化神经系统。在冥想中精思，就强化保持专心深思的思维习惯。

如何深思？在传统冥想中，平静内心、静默冥想，就能孕育出哲思。想要认真、深入地思考，就要学会在寂静和孤独中，深沉地思索一个中心意念。我们可以找一个无人打扰的时间、地方，当作精思的培养皿。

每个人深思的法义各不相同，在自己心中锁定一个疑问，心心念念围绕着这个疑问，探索这个问题的答案。静静坐着，将身心都聚焦在疑问上，注意看它是如何影响自己的器官、情绪和心智的。保持平静，接着问自己一些问题，如这个问题缘何产生的？它带来的坏情绪是可以避免的吗？自己能从类似的问题中学到什么经验？循序渐进地解答这些问题，花一些时间和心思，重复深思，倾听内心给出的答案，大有裨益。

《易传》有云，"龙蛇之蛰，以存身也。"静坐精思，取得就是养精蓄锐之意。智慧不是胡思乱想，而是宁静致远、精益求精之后参透的理义。看清了一切物理与人生哲理，我们才能把握命运，决定自己生命的长度。

3
如何在冥想中安心守窍

安心守窍，是冥想、静坐的入门课，日后的修持也多围绕于此。安心，是身心轻安，心静而定；守窍，是将全部的精神意志集中在身体的窍门上。这种冥想，只有安心适当，守得真窍，才能起到延年益寿的作用。

身心轻安，既不粗重，也不轻浮。从头顶开始体悟轻安，如醍醐灌顶，头脑瞬间清醒，全身通畅，身形笔直，念头静止。从足底升起的轻安，是脚心感受到一阵凉意，或是暖意，渐渐攀升，身体清爽或是发暖，这种微妙的感觉一直上升至头顶，有如"内触妙乐"之感。身心到了这种程度，才能断除一切欲根，求得心安。

身心难以轻安，一则是身体粗重。比如自己的心脏负荷能力变差了，肠胃不通畅，或是腰酸背痛……当身体气血不调、经脉不通的时候，我们是很难安心守窍的。二则是心思沉重。工作重任、家庭琐事，生活中的忧虑，尽数成了心中的烦恼。如果冥想时，身体四大不调，心中全是烦恼，观想模模糊糊、静坐时气息紊乱、瑜伽时摇摆不定，无论用哪种方式，都是在折磨身心，而不是在冥想。

想要身心轻安，就要调和五脏六腑，解决所有烦恼，远离一切粗重昏沉。在欲界，不良的饮食、作息习惯会让身心沾染各种坏习气。即使我们想要摆脱欲望，也一直浸淫其中，很难拂去身心的欲念。慢慢远离欲界，修得初禅，入了色界就不一样了。在色界修禅，饮食规律，睡眠舒适，也无杂欲，自然就少病少痛。从欲界身转变成色界身，万千思绪随之了断。

但一般人冥想，只能寻得暂时的安心。就好像在严冬，泡完温泉后，全身热流涌动，身心极度舒畅，等穿好衣物离开后，又会被冻得瑟瑟发抖。冥想只能帮助这些人享受片刻的愉悦与安心，给足他们喘息的时间，重塑精神和信心。当他们回归到原来的生活环境后，也能微笑面对曾经头疼的烦心事。

最高境界的安心，应当是用定力和智慧清除所有认知、烦恼的种子。在成佛前，有一刹那为"金刚喻定"，此刻的修行者会斩尽大大小小的念头，一切清净了，才能入定成佛。若是在冥想中修得禅定，就是安心了。因为定力足够，烦恼就不会再起，再忧心的事也能顷刻间灰飞烟灭。

身心是连通的，安心之后便是守窍。窍，为孔、洞之意，纵观人体，有上中下三部主窍、九个小窍。三部主窍也称为上中下三丹田，上丹田，为两眉之间的印堂穴，贯通大脑；中丹田，为两乳之间的膻中穴，横通心肺；下丹田，为脐下三寸的关元穴，横通肾脏与大小肠。九个小窍，上身有双目、双耳、两鼻孔、一口这七窍，下身有前阴尿道、后阴肛门二窍。

冥想养生，与精神自疗法、经络自疗法有着密不可分的关系。每个人在冥想中选择意守不同的窍门，就会进入到不同的状态。

《列子》中有一则名为华胥梦的典故，话说黄帝白日神游，身在齐国，灵魂却已游历于千万里之外的华胥国。元神能够摆脱肉身的禁锢，在天地间自由出入，这就是道家修炼境界中的"元神出窍"。虽然在这种境界中，能够超脱生死，精神不灭，但还是很危险的。离开了肉身的元神，就如风中飘絮，朝存夕亡，甚至会被更强大的意识流吞噬。守住了窍，让元神与身体深度契合、相互依存，才是虚实平衡的养生。

只要能在一窍上集中全部的精神意志，就领悟到"守窍"的诀窍。守窍是一种生理调养法，重点在于调度身体躯壳。总依靠感觉去摸索身上的窍门，就不可能将全部的思想都集中在某一部位上。要发现、利用好自己的意识心，当意识专注守一窍时，周身的经络、血液、肌肉都会紧跟意识，同时发力作用。

哪一窍需要守？哪一窍为真窍？何人须要守窍？……守窍有不少问题值得探讨。有人说"一窍通而百窍通"，仅仅目能视之，就能闻见、尝尽了吗？必然不能。还有人说，守窍就是要守住全身的穴位，穴道流通，窍就守好了吗？非也。

在三部主窍、九个小窍中，下丹田最受冥想者的关注。从中医学与现代医学来看，下丹田有气海穴、命门穴、肾脏等重要部分，是生命的关键所在。但是，肾脏衰弱者，意守下丹田，可能会虚不受补，病情更为严重；又如女子冥想时，长期专注于下丹田的关元穴，甚至会有血崩之症……因此，意守下丹田，一定要寻求经验丰富、练习有方的名师指导。

专守他窍，也要视自己的年龄、身体状况和心理状况而定。一些年长者喜欢意守上窍，一段时日里看似满面红光，实则可能是心脑负荷过重，尤其要注意心脑出血等病况。还有一些病而未发的人，久守上丹田，就要特别注意血压升高、神经错乱等问题，切勿让病菌趁身体失调攻入心脑。

总之，安心守窍是万万不能乱来的，量力冥想，唯享受二字可行。守窍守得身心舒畅，才是长命百岁最好的药方。

4

冥想中"炼精化气、炼气化神"的境界

道教内丹术以精、气、神为基础，精气合炼，气归于神。冥想静坐之术由来已久，"炼精化气、炼气化神、练神还虚、炼虚合道"的观念也广为流传。一个人能够保养精气，守神致虚，他的冥想也是别有洞天了。

沉心静气，继而养精。想象在头顶打开一扇天窗，让光芒倾泻射入身体。目光返照，凝结于头顶的"精"随之下沉，遍洒全身，此时试着慢慢运气，让精气循环于体内。冥想至精化为气的阶段，全身十二正经、奇经八脉全部通畅，我们就能感觉到身体似初生婴儿一般轻柔，四肢仿若无形，无比舒适。四大皆空，唯一能感受的就是自己头脑的存在。

古人认为，炼精化气只是静坐冥想的初始阶段。那么，"精"到底是什么呢？中医里讲"冬不藏精，春必病瘟"，道家说"精满不思淫，气满不思食"，可见，精是有形之物。受之父母的先天之"精"，是血液、骨髓等；水谷相融的后天之"精"，蕴藏于五脏六腑之间。冥想中的"精"，从狭义的生殖之精，上升到"还精化气"，包含了人体内一切看得见的精华物质。

生殖之精不必强行压制，越是隐忍，越是伤身。再纯洁至圣的人，没有新陈代谢，体内的"精"就是一潭死水。长期积压精力而不得释放，人就变得忧郁，冥想时，精甚至会化作邪气。健康长寿的人都擅长调节精理，有规律地泄精、蓄精，可以更好地激发出身体的活性。

道家所说的"元精"、佛家所说的"心精"，才是冥想中需要重视的"精"。《道德经》写道，婴儿"不知牝牡之合而朘作"，这种生命之初最原始的机能，就是元精、心精。不受丝毫欲念的干扰，坚持清心寡欲，让精从肾脏器官中流出，随血液循环遍布周身，在平淡自然之间，就能达到还精补脑、炼精化气的境界了。

既然"精"不再停留在形骸中的某一处，就不可盲目提炼精气。一些冥想者保持一个固定的姿势，或静坐或站立，时间久了，精力平复，心生欢愉，这还远远没有达到炼精化气的地步。

真正的炼精化气，是在冥想中修行静定，呼吸越来越微弱，最后自然而然地停下呼吸。让身心尽量松弛下来，把力气从各个部位一丝一缕地抽离出去，见识"柔弱无骨"的自己。接着放任气息，忘却身心，恰似入睡一般，但意识不能沉睡。

这种停住呼吸的境界，在修道中称为"止息"，在佛教四禅八定中称为"气住"，瑜伽冥想又将其叫作"宝瓶气"。无论是哪种方式的冥想，只有静定功夫到了，才能开始炼精。在炼精化气时，将所有念头都化作气机，精循任脉。起初，鼻息微之甚微，而后肺部的呼吸渐渐停歇，让各内脏充满气机，上达舌尖。舌尖自然上翘，不知不觉就封住了呼吸之道，这样就提炼出了真气。

在意念过于专一的时候，精神紧绷，有呼吸骤停的错觉，这就不是流于自然的炼精化气了。如果继续冥想，不让自己放松舒缓，身体就会愈加僵硬，白白浪费了全身的精力。

"精"集中于下丹田，"气"主要在中丹田间流转，"神"是作用于上丹田。精、气、神，看似有集聚之处，但多数情况下还是只能存在于自己的知觉之中。冥想从"气"中能感能知，就是"神"的存在，也就是炼气化神。

炼气化神，是炼精化气之后，化气通神的冥想境界。

气，古时写作"炁"，意为无火。人心，五行属火。炼气，就是要息心去火，将流转于全身上下内外的"气"，集中起来。气满时，身体就像一股气体，飘飘然，走路就像踏在棉花上。

修炼气功，可以学习道家服气法。通过吐纳自然清气，"与天地精神相往来"，补充体内真气。服气法没有姿势限制，坐、卧、行皆可，不过需在空腹时进行。出家人修炼气功时，常是过午不食，至于自己辟谷与否，还要根据身体条件而定。

服气前，消除杂念，全神贯注。闭紧嘴巴，轻合牙齿，用鼻子吸气，放松腰肢、小腹，让气体沉入体内。等气体满至口腔时，后仰，收紧脸部肌肉，如吞咽食物一般吞下气。肠腹有回响声，可见服下了气。单次练习，连咽三至五次，间隔两小时后可再次练习。

印度瑜伽冥想术中的修气法与此法类似，也是专心呼吸，利用呼吸的起伏来凝聚元神。服气的次数多了，元神自然增强。

只是停留在炼气上，还达不到化神的境界。真的可以炼神至神我出窍吗？是可以的，但需要充分的自由自主。让身心融入冥想天地，一切随缘，出入随意，这样才能自主地寻找元神，提炼出超物理的能量。炼神时最好静坐，腰背挺直，选择有硬度的座位，如禅椅。接着凝神剖析自己的思想和情绪，直视内心，强化神志。炼神的过程十分漫长，不要因为精力分散就草草结束，一定要保持定力坐透、参透。

达到炼气化神的境界，是很罕见的，因此在佛、道、印度瑜伽等各种体系中，真正能说清楚的也很少。明清时期的伍柳派丹法，道出了不少其中的修炼机要。如果能在冥想中感知到身心为光明笼罩，头脑最为通透，只有乐感。又仿若天地宇宙皆在躯壳之中，"我即虚空，虚空即我"的念头油然而生，便接近炼气化神的境界了。

炼精化气，炼气化神，虽是冥想的一大境界，但也不能贪求功利，盲修瞎练。想要养生，还是要防微杜渐，徐徐图之。

5

修观养生的要诀——元气、十二息

元气，也说原气、真气，是生命赖以存活的一种物质。冥想中所说的元气，放在中国古代哲学史的背景下来解释，更为贴切。

早在战国时期，就有了"气"的哲学概念。宋钘、尹文学派认为，人们认识的自然世界是由精气构成的，从而提出了"气一元论"。东汉时期，王充说："万物之生，皆禀元气"，这就是元气自然论的观点；在同期著作《难经》中，第一次出现了"原气"的字眼。后来，北宋张载第一个完整地提出了"元气本体论"，宇宙生成、发展、消亡的过程，实则是元气的聚散变化过程。

人也是天地间一物，人的命途与元气聚散也是息息相关的。《庄子》有言，"人之生，气之聚也，聚则为生，散则为死。"哲学意义上的元气论，逐渐渗透了中医学，成为气功学的重要内容。养护元气，确实有冥想养生的效用。元气充足者，身心健康；元气虚弱者，则多生病痛磨难。

如李时珍所说"任督二脉，人身之子午也，此元气之所由生"。虽然元气是父母之精化生而来，但后天调养水谷精气更为重要。元气有损的人，有诸多症状，如精神颓靡、智力下降、眼神浑浊、脾气暴躁、食欲不振、头发枯黄等。当我们有相同的症状时，就要重视起来，给自己补充元气了。

元气之根藏于肾，行起于任督二脉之间。《难经》中记载，肚脐之下、双肾之间，就是元气的生发之处。此处，亦是十二经脉的根本所在。每条经脉上，都有一个贮藏元气的穴位，称为原穴。若元气有亏，就取所属经脉的原穴，摄入营养，调和生息。

从中医学的角度来看，精神颓靡、智力下降，是肾气不足；眼神浑浊，是肝气不足；脾气暴躁，是心气不足；食欲不振，是脾胃衰败……在冥想前，需要熟知"十二原穴位置口诀"，谨记自己的气虚之处，这样在观想中，才能过渡元气到原穴。如果没有经验，可以请专业的艾灸师为自己针灸，跟随他的手法在原穴处艾灸，再找配穴灸疗。

相比难以把握的十二原穴法，十二息更容易上手。十二息，是十二种呼吸观想治病法的总称。十二种呼吸法，分别是上息、下息、满息、焦息、增长息、灭坏息、暖息、冷息、冲息、持息、和息、补息。只通过观想，调整呼吸，就能治病，听起来十分空幻，但有真实自然的效果。

冥想时，我们可以根据身体状况，采用不同的呼吸出入法，做不同的观想，用心意之力养护身体。

1. 上息。观想呼吸，想象自己的气息轻盈，让沉积在低处的气息顺势而上，治愈滞重之病。身患滞重者，如腿脚肿胀、妇科带下等，练习此法，可以化解积塞，畅通气血。

2. 下息。观想气息，下沉至最低处，让漂浮不定的气息变得沉稳，补足精神。身体虚损者，如哮喘、气虚、盗汗、头晕心悸等，练习此法，可以沉降气息，消除晕眩之感。

3. 满息。气入、气出时，都以气息充满全身为观想，甚至能感觉到气息要从肚脐处溢出。身体枯瘦、久病不调、长期乏力的人，可以借此增强能量。

4. 焦息。呼吸时，想象气息如灼灼火焰一般，焦灼患处。身体臃肿者，可用此法缓解水肿、浮肿。

5. 增长息。想象一呼一吸之间，吸入了自然界中最纯净、养人的正气。如果是身体羸弱、气血不足的人，长期练习，必能性平气温，增长气血。

6. 灭坏息。设想吸入的气，能消灭身体中多余的不良机体，吐出的气，都是废弃物幻化的浊气。身体虚胖、脂肪过多的人，这样冥想，有减肥、强身之效。

7. 暖息。将自然气息想象为有温度的气息，每吸入一口暖息，就犹如置身火堆旁。体质偏寒者，如此观想，时刻沐浴在和煦阳光之下，不再畏冷。

8. 冷息。与暖息相对，设想自己吸进的都是寒流气息，身心渐渐冷却，甚至冰凉。体质偏热、焦躁难安者，可以一试，清热败火。

9. 冲息。如激流勇进，吸入的气息也能有排山倒海的力量，用这股力量对冲身体壅塞之处，有奇效。此呼吸法下，气息经流，冲走了五脏六腑内的所有障碍。

10. 持息。气息之稳，能自持。当身体战栗、魂魄飘摇时，想象气息就是身安、魂归之处，借助气息的吸引力，让身心镇定下来。

11. 和息。当我们身体骤冷骤热、内心起伏不安时，可以调整呼吸的节奏。让简短、急促的呼吸变得绵长、缓慢，调和身心，保持平衡的状态。

12. 补息。五谷养身，水生津养液，可见，人体的元气是可以滋补起来的。假设气息也是补养之物，体质弱、气血衰的人多多补息，也能以气养元。

十二息，各有偏重。虽是一种修观养生之法，但充足于每息之中，凭借自己的心志，必能影响到身体，练习久了，肯定会有效果。能在冥想中，觉察本心，召唤内心的力量，肉身的一切都是随心而变的虚妄之物。

冥想养生，说到底就是观心养元，把握好了元气、十二息这两个要诀，病痛苦难可以随之减轻，直至消失。

6
止息——冥想的一种境界

冥想功夫精深了，周身杂念全无，呼吸绵绵，若有似无，这就是止息的境界。

止息，是佛家上乘禅定"六妙法门"中的第一个正功。六妙法门为数息、随、止、观、还、净。从数息到随息，冥想者的念头会越来越少，心静如水，但还没达到所谓的"定"。若无任何起想杂念，凝神聚气，心虑专一，才迈进了禅定的门槛。这门槛，就是止息。

看清呼吸，是止息的第一步。夜深人静，躺在床上，我们能清晰地听到自己的呼吸声。当你刻意关注时，会发现自己的神思尤为清明，这就是意识到了呼吸。息，是比呼吸还要微细的气流。感受到息时，身体内障外感统统消失，全身与虚空相通，存在如大气一般。

完全的止息，类似于胎儿在子宫内的呼吸。停止呼吸是不切实际的，止息的智慧之处在于，用一颗笃定沉静的心，超脱凡身，达到恒久的境界。这种境界很难言语清楚，嵇康所作的古曲《止息》，虽以战乱争夺为题，却将这种境界演绎得淋漓尽致，值得一听。

练习止息，有诸多法门。隋代智顗大师，解释六妙法门中的"止"为"因止心故"；明代袁了凡，在《静坐要诀》中，提出止息就是"制心止"；近代气功学家蒋维乔在《因是子静坐法》中写道，"把一个心，若有意若无意止于鼻端。"……可见，止息入门为呼吸，要诀还是在于心。

从"息"入手，直至"心止"，是一个循序渐进的过程，不可操之过急。要有息动心不动的意识，息出、息入自有规律，冥想时不必计数，意念也不必追随气息，一颗心就定在原处，自然跳动，直到呼吸停止。若是心总是聚焦在呼吸上，不妨将心系于小腹。呼吸一入一出，恰如小腹收缩张弛，吸入体内的气息，大多都贮藏于小腹。在小腹处凝聚意念，心自然不会随着气息周游身内身外。

息动心不动，主要是依靠自我意识来压制心的活动，息、心都算不上真正的停止。止息的关键在止心，最好是将心彻底融于气息之中，在忘掉呼吸的同时，忘掉心念。出家人修炼止息，即便是听到晨钟暮鼓，也能不为所动，一直静坐。可一般人在冥想时，闻到饭菜香，就坐不住了，终究还是心动了，气息也随之浮躁了。只有将全部心念化为气息，气息停下了，心念也随之停下，无论习气、念头如何强烈，也不会侵扰冥想半分。

若是我们不能确定是否止息了，可以请人帮忙，在鼻子下面放一丝棉花，或是一张薄纸。观察它们是否随气息而震动，没有的话，就算是达到了止息的境界。

进入了止息的境界，呼吸和意念都近似于无，身心同时处在轻柔松缓的状态里。此时，中枢神经释放信号，保护大脑和身体以最自然有序的方式运行，呼吸系统、内分泌系统等都能得到改善。而且，心系小腹，贯通上下丹田，对人的智力和体质都十分有益。

留存了生命真正需要的元气，控制好多余的呼吸，止息才能起到养生的作用。但掌握不好，就会出现一些病理变化。止息时间过长，反而容易陷入呆滞，导致智力下降。如果止息后，腹部跳动，且越来越厉害，呼吸加粗，就暂停止息，在腹部跳动时恢复缓慢呼吸的节奏，拉长止息的准备时间。大部分病理变化都是轻微易察觉的，因此可以及时调整、自然消失，且不会有不良的后续影响。

一般人情绪极端化时，随时会生病、衰老，甚至有呼吸骤停而去世的。哈尔滨一个出租车司机，被其他司机别车后，气急攻心，随后瘫倒在驾驶座上，被气死了。因此，在止息前，别再殚精竭虑，千万要放松下来，养护身心，维系生命。

止息，练的是观想与入世的真功夫。练习时，就放下一切因缘，像出家人一样，专一而修。练习后，还是要做一个坦荡自持的世俗人，砥砺前行。

7
冥想中的"三花聚顶"和"五气朝元"

炼精化气、炼气化神之后的境界，就是道家养生法中的"三花聚顶"和"五气朝元"。

三花聚顶的"花"，并非植物鲜花，而是"华"的通假字，以花暗喻三华盛大强壮，三华为精、气、神。

"顶"，为头顶的"百会穴"。聚顶，就是将三华合为一体，聚集在玄关一窍。

三花，一为人花，也就是炼精化气的阶段。道家认为，精是轮回的种子，人是由精幻化而成的。体内的精不断膨胀，就生出了诸多欲望。为了戒除淫欲，冥想者要修炼精气，不随意发泄欲望，即使体内充满精气，也不为淫欲所动。养好肾精，化为气，上升至道，"铅花"生。

二为地花，这是炼气化神的阶段。道家文化中，世界是由阴阳二气构成的，气是人赖以生存的根本。使气平顺，就要无悲无喜、无惊无恐、无恶无怨，心境不为外物所动。气顺，则身心畅通，人对进食的需求随之减少，但中焦脾胃之气愈发强盛。这股能量不断壮大，经夹脊上顶，升华为"银花"。

三为天花，即练神还虚的境界。有些人体内精气十足，但没有炼化元神，看起来就没有气色，寿命也不长。可见，元神才是生命的精华、人身的主宰。修炼元神，要忘掉执念，保持清醒，才能开智。元神的灵力越大，人的精神就越饱满，甚至可以元神出窍，隐入宇宙之中，"金花"就诞生了。

　　南宋道士萧廷芝说，三花聚顶要由表及里，将精、气、神依次汇聚。精气神被中医称作人之三宝，精气神的强弱，是在后天养成的。不断升华三宝的阳性，才能三花聚顶，达到三阳开泰的境界。肾主精，属水，纵欲淫靡为阴，养元固本为阳，少纵欲为宜。肺主气，属金，使性傍气为阴，心平气和为阳，因而要少发脾气；心主神，属火，烦躁难安为阴，气定神闲为阳，故戒骄戒躁。

　　先调整好自己的精神状态，再磨平气性，而后坚韧心性，不仅能修身养性，还能养生。在冥想中，甩掉生活中的颓废与消极，迎接一个精神饱满、容光焕发的自己，这就是三花聚顶的真意。

　　道家的"三花聚顶"与佛家的"花开见佛"，虽名号不同，但法门相通。冥想起势，自然盘坐，轻合双眼，舌顶上颚，手作大明手印式。大明手印，拇指与食指扣为圆形，其余三指，自然伸直，掌心向上。手置于两膝，全身放松。平静须臾，双手保持大明手印，缓缓移至小腹，左手在上，右手在下，叠为不动金刚印。

　　想象身前有一光芒四射的多宝符号，能够透过光芒将其看清楚。进而想象双手托有莲花，展开双臂，与肩平，指尖向外，专心观想手中的莲花。待观想清楚了，再想象头顶中央的百会穴处，绽放出一朵莲花，同时观想手中的莲花与头顶的莲花，三花随呼吸一开一合，和而共生。

接着徐徐摊平双手，将手中的莲花举至头顶百会穴，双手合十，将三花合为一花，想象三花聚顶，光芒笼罩全身。此后，双手沿着身体中线下移，停于两眉中心的祖窍穴，头顶莲花随双掌落下，默念"唵"，感受这声音在脑中回响。

双手继续下移，至心窝口的膻中穴。右手掌心朝下，不动；左手掌心朝上，慢慢下移到小腹，体内的莲花同步下移。双手呈抱球式，让体中的莲花在小腹处大放光彩。此状观想的时间可以拉长。

冥想结束后，双手慢慢提起，于胸前合十。轻咬牙根，搓热双手，由外侧向上搓面，再沿面中拂下。擦面十余次，收势，缓缓睁开双眼。

到了三花聚顶的境界，冥想者的奇经八脉都被打通了，渐渐就忘记了实体的感受，只觉自己舒适至极，若存若亡，真假难分。此时，唯一的觉知就是"神"，头顶的百会穴处独有清凉舒畅之感，进入忘我、无我的境界。长期修持这一法门，能激浊扬清，提炼出体内的精华，巩固阳气。

一至三花聚顶，二至五气朝元，修得这两个上乘功夫，就步入了道教的金仙境界，不生不灭，不入轮回。

五气，指的是心、肝、脾、肺、肾，这五脏蕴藏着五行之气。印度瑜伽将五气解释为上行气、下行气、中行气、左行气、右行气。无论哪种说法，都要调节人体内的五脏之气。心藏神，有火气，无哀则神定；肝藏魂，有木气，无喜则魂定；脾藏意，有土气，无欲则意定；肺藏魄，有金气，无怒则魂定；肾藏精，有水气，无乐则精定。

关于"元"的解释，说法不一。从中医经脉穴道来看，"元"指的是"关元穴"，也就是道家认为的下丹田；佛教密宗将"会阴穴"看作"元"；印度瑜伽将"元"理解为"海底"。被广泛接纳的一个解释，还是取用了元的本义，"原本、根本"。五气朝元，就是让五脏之气，各归各位，充盈五脏，保持最原始的平衡状态。

想达到五气朝元的境界，冥想者要修身、调息、养心，不动、不视、不闻、不言、不听。身体不动，精固而水气朝元；心不动，气固而火气朝元；四大轻安，意定而土气朝元；忘却虚妄之情，魄伏而金气朝元；消散真性，魂藏而木气朝元。打通任督二脉，五脏精气才能生克合化，各得其所。

丘处机在《大丹直指》中，介绍了五气朝元的修炼之方。由于五气通五行，因而在甲乙日炼肝，卯时开始；丙丁日炼心，午时开始；庚辛日炼肺，酉时开始；壬癸日炼肾，子时开始；脾受不得练功，戊己日不用修炼。

古人修行冥想，讲究时刻，确实严苛。自己冥想的时候，追求其境即可。于清幽之中静坐，气息不平，可焚香宁神。直身正坐，观想要炼的内脏，静定生气，气随运转，神现。五方神气，各出其形，如梦似幻。

三花聚顶幻化的是周身之景，五气朝元呈现的景象更为缥缈深远。五行皆在本位，风动、水兴、行为，都顺其自然，相生相合，最是和谐。而自身的形骸、意想，统统都归于自然，不见踪影。

"三花聚顶""五气朝元"用来养生，确有奇效。常人若是为了养生，通则万幸，不通也不必强求。毕竟能入此境界，那冥想的功力也非同一般了。

8
如何在冥想中从"有"到"无"地放空自己

冥有消亡之意，思维、思想都消亡了，才会出现观想的境界。在冥想时，大脑一片空白，整个身体也是空的，一切意识都没有了，这就是放空自己的状态。

放空自己，并非骤然放空大脑，而是让思考变慢，从有意识转变为无意识。有能力觉察和识别自己想法的本来面貌，才有智慧排除所有的干扰，做真实的自己，保持内心的稳定。

刚开始冥想，是不可能做到念头全无的。总有一些生活琐事烦扰于心，难以逃避，让人疲惫不堪。冥想可以帮助我们清理大脑的内存，暂时远离烦心事；还可以净化心灵，显现出内心的真实想法，变得随性而坚定。

准备冥想时，我们可以找一些舒缓的冥想音乐，或是冥想引导音频等。紧跟指令，自己就不会陷入万千思绪的漩涡中。用心聆听冥想词，感受其中的观想意境，听远处瀑布倾泻而下发出的"哗哗"声，闻身边花海散发出的浓郁香气，摸索自己的身体，让自己放松下来。这种冥想法非常容易上手，而且冥想引导音频中的提示语，还能帮助分心的人拉回思绪。

虽然有冥想引导，但有时候杂念太多，还是难以沉静下来，请允许自己的冥想有念头。念头一闪而过时，不追随；念头逗留时，静静旁观。当一个念头慢慢丰盈，成了一个故事，先别带入自身，且看故事如何发展。在冥想的时候，这些故事其实能反映出最真实的自我。如果自己还没进入故事，它就结束了，就不必费心了；如果难以抑制欲望，自己也进入了故事，就随心而为，淋漓尽致地体验一番。冥想个两三次，这个故事就完结了，以后也不会出现了。

能与冥想中的自我意识和谐相处以后，我们要学着控制自我意识。冥想的过程，就是自我意识在集中与分散之间的拉扯。假设要求冥想者一直想着一个石头，善于控制注意力的人就可以一直不分神，慢慢练习是可以实现的。

只需要给注意力一个焦点，比如一个图像、自己的呼吸、正在焚烧的熏香等。只要足够专注，就能从诸多念头并存变成一个念头，到"无"的境界就更进一步。

以观呼吸为例，意观鼻，鼻观心，心守意。闭上眼睛，把全部注意力放在鼻头，观察呼吸，观察一段时间后，再看心中所想，是否空无一物。若是，则继续观想呼吸，放空自己；若不是，重新把注意力放在鼻头，往复循环，直至心无一物。不过，呼吸太过轻微，纯粹意观呼吸，容易神游，另一个方法就是将手置于腹部，感受起伏，巧用感官集中意念。

有一位冥想者在练习中，发现自己念头起来了，便想象着戳破了这个念头的中心点，瞬间白光四散，念头支离破碎，随之出现短暂的空白，这个法子也值得一试。

放空自己的难度很大，是可遇不可强求的。有人曾请教冥想大师，如何放空自己。大师回说，敲晕就好了。人活着，是不可能进入彻底放空的"无意识"之中的。

在冥想中真正放空自己，掌握了诀窍只是入了门，最重要的还是要修心。古语有云，"人欲无事于心，必先无心于事"，在生活中学着放宽心，冥想时放空自己的难度就降低了。平日里，事将至，则虚空心怀，事来顺应，事去即忘，赤条条来去无牵挂。

轻于心，忘于形，放空自己看似简单，个中深意需要自己好好体味。

第八章
如何在冥想中除贪欲、破生死

1
在冥想中修止与修观

修止，重在定，心念皆静，让生命停在当下，不为任何事物所动。修观，重在慧，用心观察，培育出内心的敏锐度和洞察力，觉悟人生哲学。修止与修观，统称修止观，意为停止心中的杂念、妄想，集中心力观察、思考，探寻平和、稳定的心境，也就是冥想中的"三摩地"境界。

修止，最难调护的，就是自己的心。人的心，总是向往虚妄，这颗妄心没有可寄托的地方，只能漂浮于外。

平复妄想，可以为妄心攀缘，通俗来说，就是将思绪系在一处。如心系鼻端，专注于息出、息入，追寻每道气息缘何而来，缘何而去，慢慢地，妄心就安定下来了；又如心系丹田，想象呼吸一线，入鼻、经气管、入肺、涌入丹田，留意这个过程，调息之间，妄心也停下来了。

平复妄心，不过是治标不治本。修止，就要断绝妄念攀缘，练习"体真止"。从心这一本体上下手，在念头初起时，便及时制止。用心体会心中的事物，所有虚妄，不予理会，也不必刻意颠倒求正，自然止息，虚妄既除，真实便现。在修习静坐时，闭目观察自己的身体，生命诞生，自幼而壮，老去、消亡这个过程，是我们能实实在在把控的吗？不是，这就是虚妄。再观种种念想，过去的念头已谢，现下的念头没有止境，未来的念头还未来，如此多，哪一个才是真心呢？日久念熟，妄心在时间的流逝中自然会停止。

修观，强调的不是外观，而是观察自己的内心。观有三门，一为空观，二为假观，三为中观。

空观，是对虚空真谛的观想。宇宙万物，大至山川河流，小至花木我心，时时刻刻都在变化。我们见证过的、经历的，虽实在存在过，也不过是流光岁月里的空相罢了。

练习空观的时间久了，冥想时再看自己的心，就会发现，每个念头的产生，必然是由一事、一物引起的。这些事物，不尽然都是生命中的真实存在，何出此言呢？

事物都是内因外缘成就的，其生灭皆在命缘之中。一粒草籽，能拔地而起，是内因，水土光照，是其生长的外缘。若是任由草籽暴晒，不以土壤养之，不以水灌之，就不可能生根发芽。凡此种种，皆是内因、外缘相辅相成。缺了内因，少了外缘，都将湮灭，到头来才悟得皆是假象。我们心中的念想，此起彼伏，终成泡影，便是"假观"。对于这些假观，不可有丝毫的执着、强求，云淡风轻地旁观即可。

空观的本质是"无"，假观的本质是"有"，但两者都太绝对。修观要进修的，应当是"中观"，不似观空时执着于空，也不似观假时执着于假。立于本心，心中不偏不倚，洞若观火，心下了然。

冥想中的"止观法门"，与佛教所说的"禅修"有异曲同工之妙，能够扫清内心的焦虑、怠惰、欲望等俗念，集中注意力，使其心智清明、精神饱满、心情愉悦，有知见一切事物本性的智慧。《习定管窥》写道，观，是以修止所得身轻心安之境为基础，意念深入，达到觉悟。若是修止不成，身心未能调整舒畅、远离烦忧，纵然想要修观，也只能是只见皮毛，不见真理。要得真实妙观，必是先得轻安，而后观慧。

一个娴熟止观的人，能将思想化作情景，再将心念稳在情境之中。譬如，亲身经历过生死的人，他对"保重身体"这句话的理解，就会深于身体一向健康的人。因为他们有相关情境的回忆，养生的意识和习惯就会更好。同样的道理，修止观的人可以深入到情境之中，通情才能达理，将思想剧情化、人格化。

以静坐为例，我们在心中模拟出一定的情景后，先花一点时间召唤出定力，稳住心中的情境，勿使情境消散不见。如果情境趋于清晰、稳定，收发自如的时候，我们可以尝试将情境从心中抹去，深省种种心态，注视、放大、强化，直至潜伏着的心态，清楚的浮上表层，为自己所意识，并能由自己控制自如。

当情境和潜伏的心态都渐次清晰明朗了，修止与修观才能发挥效用。类似于心理学的"催眠"，冥想是在意识清醒的情况下，做一场自我催眠，让潜伏的心态停止、获得净化。

"止成观乃成"，修习止观，定力首当其冲。通常个性冷静的人，只要能专注于某一件事，或是找到适合自己的冥想方式，一般的情境，他就能够凝想出来。但深层的观行，内容抽象的情境，还是需要一定的定力才能稳住。

试着先冻结心中起伏不定的思想，保持平静的心，守住定力，抑制表层意识的迸发。随后，激发出观想的力量，从思想中提炼出智慧，再用新的智慧观想原来的情境，明察秋毫，回归宁静。

修习止观的人，还要能做到思想统一。如果一个人的心中，有尚未统合的思想，那么不同的情境势必会存在冲突，很容易陷入纠结，难以平衡下来。再者，因为冥想的境界不同，在练习中则不免会发现以前没有察觉到的错误，这时候新旧观点对立，还是需要统合。

上述止观法门，表面好像有些区别，实则不过是在修持时候，心的运用方向不同，有时偏于止，有时偏于观罢了。据实说来，念念归一为止，了了分明为观。我们修止、修观，也不必过于拘泥于文字，活用为好。

2

冥想六妙法门：数息、随、止、观、还、净

冥想的六妙法门，讲究"息"。息，是生命赖以生存的本源，若是停息了，生命也就终结了。虽然我们很难看见、触摸到息的流动，但它带动了心跳，保持了身体的热度。在呼入息出之间，成了一个人身心不可分割的部分，甚至成了他的精神所在。

在《定慧初修》中，南怀瑾先生对六妙法门做了通俗的解释，他认为六妙法门包括一数、二随、三止、四观、五还、六净。

数息为六妙门之第一步。所谓息，即是一呼一吸之间，叫一息，也叫一念。数息，就是聆听自己的呼吸，计算其次数。凡夫俗子，一刻之间，便能有万千烦恼丝，数息就像一张渔网，撒网捕捉所有的念头，慢慢收拢，悉数收回，一一去除妄想。心收拢之后，不到心无散乱时就不要数。如果再数，则是头上按头，多此一举。不

用数之后即须随息，若强再计数，便是自增妄想。

数息计数的方法，大致有三种。第一种，环复式，由一数至十，再由十倒数至一。如此反复，做到呼吸时只有数字没有其他杂念。第二种，无尽式，由一、二、三……按次计数下去，数到最后，这中间并没有杂念妄想，数字并没有差错，心念配合呼吸也就是初步的成功。如果在数息中间岔入其他妄想，须再从头数起。第三种，数息分两种，即数入与数出。数入，按呼吸之吸时计数。数出，接呼吸之呼时计数。体弱多病者宜修数入息。血气旺盛，欲望多者宜修数出息。

数的过程呼吸对于风大的感受分别为风、气、息三个层次。开始时，呼吸粗，称之为风，静定后，呼吸较细，称之为气。再进一步，身心宁静，只有感觉自己内在呼吸，却听不到呼吸声音，这就是息。到了息，就不要数了，即进入随。

静坐数息时，呼吸自然，身体在放软，不要练气功。冥想静坐，不同于佛法的心行法门，耳朵回转听自己呼吸。如果你身处闹境，听不到自己的呼吸声，便用感觉来听。

此时至少有三处用心，一为感觉不好或好，二则听呼吸出入息，三于计数出入息时，须注意如有妄想，则重新计数。因此一念之间，就有八万四千烦恼。此言不虚，例如拿笔写文章，未落笔前，不知多少念头妄想产生。然而一旦灵感来了，则运笔如神。光速尽管快，还是不如念速快。极静之地，好似相去甚远，但一念之间，屈伸臂倾，即到莲池。

庄子讲静坐。表面看像是静静地坐在那里，事实上，内部心念，在开运动会、讨论会，此即所谓"坐驰"。真正的禅定功夫，必须达于"坐忘"。即忘了身体，忘了一切．才是定。

数息过程中，身心会有变化，常会发现病症，这些疾病潜伏在体内，经由修持才发觉。数息功夫好，自然祛病延年，身心康乐。

数到了息就不要数了，于是进入"随"的情状。如道家所说"心息相一"。心念与气息如同盐与面粉结合成一体。心念仿佛是探照灯，气息如飞机，飞机飞到那里，探照灯就照到那里。如庄子所说："常人之息于喉，至人之息于踵。"此时心息相依，气息一吸即足，产生轻快之感，不想下坐。

息灭之后即"止"，如密宗的宝瓶气。息也灭了，杂念也停了，称之为止。止通四禅八定与九次第定。定在禅学里为共法，因此学佛的人，必须做到"外道会的我会，我会的外道不会"，如此才能方便度众。

此门修法可以祛病延年，此身虽为四大假相，但无它也不能证道。因此对四大的调和非常重要。如麦克风必须用电，才会产生扩大传声之作用。止为定之母，功夫到了止。因通由定发，如《法华经》中所说："父母所生眼，能观十方界""静极光通达，寂照含虚空"，却不是少定小神通之境界。止境虽好，还需用心光反照，令其明了，可谓修观。

观，即观察妄惑，达观真理。到了止，不修观，则与外道相同。佛法之异于外道者，在于般若慧。慧从何来？从起观与修观而得。如何起观与修观？必须研究慧学，如"唯识"学所讲述的，即属于最高智慧的观待道理和证成道理。

观之后为"还"。还，就是回转之意。回转到法身，般若，解脱。法身，乃心念清净的属体。般若，是圆满无瑕的属相。解脱，为千百亿化身的属用。"法身、般若、解脱"三样平等具足，即称之为还。例如对人、对事、对物的执着，则非解脱。如痴呆者虽然形似解脱，但却绝无慧知。如非痴呆者，于得失，是非，人我之际，了无挂碍，如人辱我，欺我，不因此而生气，反生悯慈之心，即渐接近般若解脱，清净法身的境地。

"还"之后为"净"。此是真正的净土，即如净土宗的唯心净土，清净法身。以上六项，简略说明天台宗的六妙法门。

3
冥想必知的十六特胜

冥想的法门体系互通，方法也有雷同之处。一个法门的上限，决定了冥想者能达到的境界。音乐冥想、步行冥想，可以帮助习惯律动的人，找到心的定所，但修行十分有限。能够安心静坐的人，应当审慎地选择法门，有心法可悟，有步骤可依，修行至更高的境界。

静坐冥想，从"六根"下手，眼、耳、鼻、舌、身、意，皆可落定。《达摩多罗禅经》中，有一鼻根法门，即十六特胜。依照这个修持的法门，有慧根的人可以修完四禅八定的全部境界。普通人，依照自己的生活节奏，循序渐进，也能轻松入定开始冥想。

十六特胜依次为：知息入、知息出、知息长短、知息遍身、除诸身行、受喜、受乐、受诸行心、心作喜、心作摄、心作解脱、观无常、观出散、观离欲、观灭尽、观弃舍。

一知息入、二知息出，只有注意气息进入头部、流出头部这两步，其余都不必在意。佛学常讲的"六根门头"，就是在说头脑开慧。息入，感受气入喉咙，不要想着呼吸从胸腔下沉，停留于腹部。长出息，则是气息自下腹部涌至鼻端白处的过程。任气息往返，五分钟时间，就有打开胸腔的通畅之感。

在感知到气流长短之后，可以去体会气息流经全身时，每个穴位的知觉。不必特意去练习、控制自己的呼吸，最原始、自然的状态，才能反映出身体真实的健康状态，我们对身体的了解也更为精准。

观出入息时，将念力集中于鼻端白处，即鼻端下、人中前的区域，观察一呼一吸间，气息摩擦的触觉。意念不可飘忽，始终守在鼻端白，就能感知到正入息、正出息。

"三知息长短""四知息遍身"这个阶段时，就要好好观察自己，明知自己的呼吸节奏，明知气息流经全身，去除妄想。感受自己呼吸一进一出，辨析长短。身体不好的时候，你会感觉一口气似乎只能到达胸腔，再难下沉，这就是气短。有些人在打坐时，能感觉到呼吸潜入丹田，甚至直达脚心，这就是气长。

观长短息时，自入息的始点鼻端白处开始，追寻呼吸与呼吸道摩擦的触感。若是感觉自己某个身体部位鼓起，那就是呼吸停留的地方。一般来说，长入息是标记，脸、四肢、心肺、后背的每个毛孔都在入息。此时的呼吸与身体合一，不再是停留在单单观察呼吸引起的触觉，而是取相全身，产生全身的幻相，以此为所缘，心稳固地建立在这个目标之上，这就是在修定，可以进入定境。具体来说，就是从了知全身的特性出发，如近来自己身体的健康状态、器官功能、身心构成等，是否有无常、无我的现象，引观入定。

观全身息时，重在身体与气息浑然一体。将气息下沉至腹部、存留于丹田；息出，感受气出鼻尖，不要想着气流何方。我们的注意力没有定在息入、息出上，就会有无穷无尽的杂念。

五除诸身行，是说气遍全身之后，整个身体幡然一新。以医学来解释，人体的中枢神经系统在优化，变得自律，一改周身的问题。比如，知道自己肝气不足，便略补肝气。身体的气脉被打通了，生活习惯也随之改变。好比"精满不思淫，气满不思食，神满不思眠"，气通全身，压力尽失，身心通畅。

前五法，讲究的求实如是。仅仅是在冥想中，把握对事物的"知"，知道自己的呼吸，知道身体的状态。暂时不加思考，着重于发生本身，沉浸在场景中，做出最简单的判断。这是入息，这是长入息，不是谁的入息，也不是自己能把控的入息，仅此而已。以此类推，感知最纯粹的存在。

修得前面五法，便进入了初禅。喜，是心理的；乐，是一种变化。六受喜、七受乐，都是在强调感觉，是细胞都能感应到的。静坐中所感受到的喜乐，还称不上受喜、受乐的境界。"受只是受"，而不是自己的想法，因缘而生、自然而生就出现的一种感受。就如同我们站在河流中，感受着水的冰凉、冲击，这种类似被动的经历。

冥想入定，是要"心一境性，离生喜乐"。在扫清所有杂念后，将自己的感知与身体感受分开，夸张点说，即便是一口气顺不过来，也可以从身体中跳脱出来，来到一个新的生命境界。超越物质障碍，承载了思想转变意义的喜乐，才能称得上初禅。自此，便从除诸身行转化为心的境界，是为"受诸心行"。这是二禅的境界，从"离生喜乐"转变为"定生喜乐"，于一心中，感悟正念，不起颠倒之心。

九心作喜，不同于受喜，受喜还是依存物质，停留在知觉层面上的，但心作喜，是内心意识在觉醒，是在观慧的心境中油然而生的感受。十心作摄，将全部头绪归于一心，不论因果，全埋藏于心底，不争于此刻。十一心作解脱，是让我们在冥想时，将心中念想全部解开、扔掉，六根清净，可入三禅。

十二观无常、十三观出散、十四观离欲、十五观灭尽、十六观弃舍，以上五法，是修观的慧学。无常，就是世事无常。自然与生命虽然有法则，但一切瞬息万变。没有一次呼吸是完全相同的，我们试着在冥想中感受其中的"无常"，思考人生百态，泰然处之。观出散、离欲、灭尽、弃舍，都是教人懂得放下，丢开生命中所有的不适。生老病死、贪嗔痴欲、功名利禄，都是生不带来，死不带去的身外之物。冥想若是能参透这一层，灭掉心中的杂念妄想，忘掉一切知觉，就能从知性走向智慧，修完四禅。

十六特胜中，前十一个心法，皆偏重于修止，后五个由止而观。但在冥想中，后五观是贯穿始终的，呼吸无常、心结出散，在静坐时就能一并达到了。不是说"知息入""知息出"还没实现，后续的修持就中断了，十六特胜只是将冥想的阶段划分清楚，给出了体系严谨的修习方法而已。

四禅八定是交相混杂的，不同的冥想者可能进入的层次不同。不必急着区分十六特胜的每个特性，只要能达到心一境性，也是能修成入定的。

4
通明观——观息、观色、观心

不似六妙法门以息为声、色的对境，也不似十六特胜能让冥想者身心领受喜乐，通明观融观息、观色、观心为一体。三者不分轻重，齐头并进，冥想就能入通明之境。

冥想者，自安心起，就在同时观察息、色、心。虽然是三个不同的观察对象，但观一达三。在观息时，色、心也能观悟；观色时，息、心也能洞明。三者只通一观，也可得三明六通。

如何观息？静坐冥想，统摄内心，调和气息，感知气息遍身出入。气息流经，似空中风，缘何而起、去向何处，都难以捉摸。气息不会长久地积聚在体内，也不会毫无章法地四散而出。跟随气息出入，摸索到其中的规律与特性。

而后观色，即色法，着重于物质形态。一切物质，都有其形状、质量，生而不同。《清净道论》中写道，所造色，也就是一切为我们所看到的事物，都由地保持、水黏结、火成熟、风动摇的"四大种"外因，作用而成。地属硬性，负载众物；水属湿性，滋润生命；火属热性，光明温暖；风属流性，生生不息。这四大在人体中又是如何作用的呢？

摸一摸身上的骨头，是否如大地般坚硬；喝下一杯热水，就能感受到体内的一股热流；你来去如风，细胞新陈代谢，新旧交替。由四大至四微，就是能造色，也就是靠身体才能感受到的物质。好比一个刚从烤炉里拿出来的红薯，外表干瘪，没有热烟，看似不烫，可咬一口，口舌就被烫麻了，可见不是所见之物就是最真实的。这些必须通过人的感知，才能认识到的色、香、味、触，其实也是一种物质的存在形式。

色，是对事物的浅层认识。如果我们仅凭色相，观察事物，多加妄想，自然都是虚空的。这些虚物还会成为冥想中的物质障碍，若能抛弃身色，心物无别，就能如实观心了。

观心，息、色终要落到心中。若无心，身息何去？色如何起？心念也不是无缘无故产生的，情境孕育了当下的念想。但随着情境变幻，心念也是生灭如电光火石一般。即便我们想掌控心念，奈何自己如何努力，都抓不住它的尾巴，因为心一点痕迹也不会留下。观心如镜，缘起不喜，缘灭不哀。不拘泥相貌，不虚观名号，只察内心。

何以说通明观可通一达三呢？在《释禅波罗蜜次第法门》中，智者大师指出了通明观中的三个禅相——初发相、次明中证相、明后证之相，读来十分晦涩难懂。

简单地说，冥想者入定后，观自己气息，豁然可见气流全身，全身的毛孔一闭一合，眼、心随着气息，似乎能将全身上下都看得分明透彻。当冥想者在入定中止息杂念，稳住心神，五脏六腑中的气息是各不相同的，也就是色相不同，有"青黄赤白黑"等。比如肝火重的人舌头发黑，肠胃不好的人舌头发白，心脏有问题了则脸色发白、气息变短，可见身色与气息是相通的。随着冥想深入，气息调和，身心内明，清扫所有物障，息、色、心就同为一相了。

譬如一个烦恼焦躁的人，刚开始冥想时，气息是粗短沉重的，面色通红发黑，心乱如麻。随着他在冥想中入定越来越深，气息会变得绵长轻盈，面色平复下来，心稳如磐石。由此观之，是为通明。

与十六特胜相比，通明观求的是身心彻底解脱，修的是世间清净慧，所需的定力与观慧都要更强。十六特胜修观，在于总观，它将身体看作一个整体，所观仍是身体三十六物的皮毛，即使洞开心扉，也还是笼统地观察。若是选择了十六特胜，就一定要达到特定的禅修境界，我们才能有新的顿悟。

而通明观，观证分明，深细更多，冥想者观事物的双眸需清明如稚子。观息、观身、观心三管齐下，将身体三十六物看得清清楚楚。如果冥想者选择了通明观，处处都能冥想，三观通修，可开发神通。通天眼、天耳朵、他心、宿命、神足、漏尽，此六神通，可助冥想者洞见因果轮回，厘清种种烦恼忧思，对症下药，度自己出苦海。

修习通明观，冥想者会有悲悯之心，善待自己，善待世界。众人皆知凭一己之力，难以改变世间的诸多法则。悉见众生苦难，观尽人生百态的人，更有勇气闯过凡世劫难，吞下人生的苦楚。冥想的境界提升了，一个人甚至可以不以物喜，不以己悲，如此洒脱，自然能养生固元。

神通既开，慈悲也生，冥想才能找到法门。禅师苏树华说，修习通明禅，观息相、色相、心相，都任由其生灭，这样去观想，才有意义。人的气息，来去缥缈，于身体内外往返，是很难把握的。在步行、跑步中冥想的人会发现，即使自己把注意力集中于呼吸上，也很难观出心得。闭眼冥想，只有四大与因缘契合了，才有色身，若是因缘散去，我们能看到的也就是空无了。再说观心，人的心念最是虚幻无常，根本没有一成不变的观留之处，也不一定会有事实可循。不为息、色、心所动，做一个旁观者，冥想者就可以达通明了。

从天文地理到芸芸众生，无不在通明观中为冥想洞悉。人的身体就是一个缩小的世界，通明观就是将世间的智慧浓缩于我们的身体里。观气如风，观色如形，观心如宇宙中心，冥想就是在摸索自己、探索世界。能具观三界，能破惑发真，便能通明达慧。

5
不净观
——让你在冥想中看破生死、破除贪欲

《清净道论》中讲，我们的身体与已死之人的尸体其实是同样不净的，只不过我们的身体被好看的外表掩盖装饰，并不会清晰又直白地表现出它本身的不净相。不净是人体的本质，在佛教观点中，"不净"才是真实，而众生所执着的肉眼所见的"净"却是不真实的。如《坐禅三昧经》所说："复次心着色时谓以为净，爱着心息即知不净。"

不净观的修习是通过观想身体的不净污秽之处，来消除我们的欲望，斩断对肉体的贪恋。观身不净是四念处中身念处的修行法门，也是断贪欲的关键方法。

211

摩因提的女儿长得十分美丽，引来无数人上门求娶，但他却想将女儿献给释迦牟尼。他带着女儿来到释迦牟尼面前，释迦牟尼问："你的女儿有哪里好？"摩因提赞叹说："我的女儿没有一处不好。"释迦牟尼却说："我仔细观察过几遍，却不觉得她有哪里可爱。"

释迦牟尼开示道："她的头发跟象、马的尾巴没有什么差别；头皮下的骨头像是被屠夫处理过的猪头；脑子里有脑浆，却是像泥巴一样；她的鼻子里有鼻涕，嘴里有唾液，身体里的内脏腥臊不已，肠肚里尽是不洁污秽之物；她的四肢关节相连就像是木偶被机关牵动。一旦生机停止，将尸体一一分解，内脏、肢骨摆在地上便也只剩狼藉一片。这样虚假、恶浊的躯体，究竟哪里好呢？"

在各种欲念之中，贪执异性的欲念往往最为直观。如果真正观察的话，就会发现男女的身体其实都是由不净之物组成的，无一净处可言。以女身为例，女身有九个孔道暴露在外，眼睛上有眼眵，鼻子里有鼻涕，耳朵里有耵聍，嘴有臭气，阴部腥臊，幽门有秽物，即便穿上漂亮衣物，化妆打扮，也只是表象好看，实际就像是装满不净污秽的容器，只是被缎布包裹而已。令人贪恋的身体，藏在华丽的表象之下，实际上是令人作呕、厌弃的不净。《入行论》有言："长发污修爪，黄牙泥臭味，皆令人怖畏。"

修习不净观当以观想法为主，索达吉堪布在《入菩萨行讲记》里讲到不净观的修法是："首当以意观，析出表皮层，次以智慧剑，剔肉离身骨。"意思是说我们可以将我们的智慧观想成一把宝剑，我们用这把剑对自己进行解剖，从表皮开始，一直到肌肉、脂肪、骨骼，将它们一一剔除出来仔细观察，就会发现我们的身体里无论是血液皮肤，还是内脏便溺，没有一处是清净、可爱，值得我们贪恋的。就好像屠夫宰杀完牲畜之后，将牲畜的皮肤剥开，把筋肉剔下来，再打开骨架，取出内脏，于是牲畜便被拆解干净，不剩什么了。

不净观有九想，是斩断我们对人体执着的九种观想法。九想分别是：青瘀想、脓烂想、虫啖想、膨胀想、血涂想、坏烂想、败坏想、烧想、骨想。下面以坏烂观想为例，让我们了解不净观的具体修行方法。

坏烂观想

调整好冥想坐姿，呼吸平和自然，心绪安宁之后，观想自己的身体死亡后化为一具空壳。初始时肤肉鲜红柔软，然后逐渐僵直，皮肤变得青紫、死白。当身体开始腐烂，肌肉就变得肿胀，皮肤坏烂，筋肉混杂，脓血泗流，内脏腐坏，裸露在外，被蛆虫寄生啃食，即便是硬骨，也被虫子钻得像蜂窝一样。全身坏烂，无一处完好。

通过练习坏烂观想，我们就会认识到，即便生时我们拥有美好的容颜、强劲的肌肉，最终也不过是被虫蚁啃噬，化为一抔黄土。我们所爱之人、我们所恨之人都是如此，没有什么不同。常持此观，贪恋、爱欲以及过剩的自满欲就会消退，平心静气，常怀慈悲之心。

修习不净观并不是说要去看一些血腥、恶心的图片，而是在冥想中将我们观想到的东西与现实生活产生联结。当我们看到有人擤鼻涕时就会想到这些不净的东西来自我们身体内部。褪去迷惑我们视线的外貌光环，再看身边人，大家其实并无不同。说一句网络上的俏皮话：即便是仙女，也要上厕所呀！

6

白骨观——空即是色，色即是空

要破除烦恼，我们就必须断除贪著，根除邪念。在佛教思想中，我们之所以受轮回之苦，都是因为男女之间互相贪恋耽著，纠缠不分，无法出离。憨山老人曾云："从无始最初有生死以来，生生死死，舍身受身，皆是爱欲流转，直至今日。"所以看破红颜枯骨，斩断邪念淫欲，才能得以清净。

修白骨观的主要目的是让我们不再贪恋色身。白骨观的修行可以跟不净观结合起来。先观想不净观，当我们用智慧宝剑将身体的部位一一剔除、仔细观察之后，我们的血肉之身会腐烂，会被虫蚁啃噬殆尽，只剩一副白骨。继续观想这副白骨，用智慧宝剑继续剖解，从头骨到脊椎到四肢，从骨膜到骨质到骨髓，一一看透，便没有什么可爱之物，也不会引得我们贪求。经常这样观想练习，即便看到倾国倾城之姿也不会被其外貌迷惑，了解到他们的本质也不过就是一副白骨，淫欲之心自然就熄灭了。

《清净道论》中有一个讲修白骨观的修行者证悟的故事。这位修行者将白骨观修得很好，却始终没能证得圣果。某天，有一美妇与丈夫争吵后负气出走，要回娘家。她将自己精心打扮，故意凸显自己的美貌，想在回去的路上吸引其他的男人，让自己的丈夫为自己吃醋。路上她遇到的第一个人便是那位修白骨观的修行者。美妇当即暗送秋波，步履婀娜。修行者看到了她，却没有看见她的美貌，因为在修行者的境界里，所见只是一副白骨。他看见白骨扭挪着身形冲他而来，非但没有被美妇吸引，反而是当下便证悟了阿罗汉果。

有时我们会特别在意自己的身体，被别人轻轻碰了一下也会觉得被冒犯，或是有人说我们身体的那个部位不好，比如腿短云云，便会勃然大怒，或者郁结于心。但实际上我们的身体生来如此，每个人都会有不同的优缺点，完全不必纠结于此甚至为此发怒。而我们会因此难以控制情绪的根本就在于我们对自己身体的强烈贪执，无法接受外部的负面评价。若是以不净观、白骨观来观察身体，便可以对这种情形有所改善。

　　古时修习白骨观的过程很烦琐，也容易招人口舌。需要有刚去世之人的尸体，让修行者打坐静观，日复一日，直至尸体在修行者眼前腐坏变质，长蛆招虫，最后只剩一副白骨。现在我们对白骨观的修行则更偏向于观想静修。审视一块白骨，想象它的主人曾是怎样的执着，可如今也没办法再执着了，我们在几十年后也与它、与它的主人别无二致，便也没什么可执着的了；或者在观想世界将自己的骨架与这白骨结合起来，就会明白我们所执着的躯体也不过如此。将我们的骨头一块一块的觉察，整副骨头也没有什么可值得称道的。牲畜的骨头、皮肉尚有价值，人死了却一文不值。

　　白骨观是治贪欲心最有力的方法，所以有因为贪恋色、形、触而欲恼繁多的人，就应该修习白骨观，想要寂灭贪执肉体之心的人也应当修白骨观。

　　修习白骨观时，应循序渐进，先观想我们的皮肤从眉间、胸腹、四肢直至足尖指端一点点地脱落，露出肌肉脂肪；随后观想我们的血肉逐渐溃烂、掉落，直到只剩下枯骨。深刻地理解之后继续观想白骨逐渐增多，从自身一具白骨渐渐增加到填满整个静室，再到一城、一国，直到地上海里，整个世界都充满了白骨。在此安住片刻，再行缩观。白骨从无穷多又渐渐减至自身白骨，只在足尖观有皮肉。再行往复，观想白骨逐渐增多至海量际，复又减少到自身白骨。直到额上一半都观有皮肉，只有眉间露出一块拇指大小的白骨，全神贯注便可湛然而住。这样便可有力地斩断贪欲之心。

7
苦难观想，看淡看开才有快乐

佛说："色、受、想、行、识，五蕴皆无常。"时光流转，生命多舛，我们谁也不知道明天和意外哪个先来。如果我们不能对人生中的苦难有一个正确的认识，那么我们很容易被怨愤、不甘、恐惧等负面情绪所淹没。

观想苦难无常，实际上是在冥想中提前尝遍人生之苦，细致地观察我们内心对苦难的想法，就能在现实生活中知苦知难，更体会甜与乐的滋味。理解了天地运行的道理，自然便也知道了应对的方法。

一个贫苦的乞丐历经艰辛终于得到了一枚珍贵的宝石。他怀揣着宝物整日里都在幻想自己以后的美好生活，兴奋到不能自已。乞丐守着自己的宝石，寤寐思服，辗转反侧，终于在凌晨时分才蒙眬睡去，却不知自己的宝石早有歹人在暗中窥伺。

乞丐因为兴奋过度，身心俱疲，这一觉睡得很久很沉，直到下午才清醒过来。醒来第一件事便是去查看自己藏好的宝石，却发现那处已空空如也。乞丐大惊失色，痛苦万分，却为时已晚，那宝石早就让小偷偷走换了钱。一切都好像是黄粱一梦，乞丐还没有享受到宝石为他带来的任何好处，就已经失去了它，只能一边悔恨一边继续原来的贫苦生活。

梦参老和尚在讲修行时，建议大家常常做苦难观想，尤其是在一个人最痛苦的时候更应该修这个观。他讲述了自己一段亲身经历，他曾经受难住监狱，他就观想监狱就像自己当初在山里修行的时候。他想，在监狱里还有人送饭，有人拿枪守护自己的安全。但在山上修行的时候，不仅要担心老虎、狼等野兽，还常常填不饱肚子。这样一想，住监狱也就不觉得苦了，要是每天生活在苦大仇深里估计都活不下去。

有一次，梦参老和尚受刑，被吊了起来，他就观想，如果人最初来到这个世界上的时候，就是这个样子，一天要被吊起来打几次，时间长了也习以为常了。虽然被吊起来打是痛苦的，有时候还会昏过去，但醒来后就不去想刚才发生的事情。所以，吊一吊就吊一吊吧。后来，施刑者发现这个方法不管用，也就不用了。

梦参老和尚说，一切困难都是自找的。你觉得它苦，它就是苦的。你觉得它甜，它就是甜的。只要转变一下观念，所有的苦难都能轻松应对，否则很快就会被苦难压垮，陷入痛苦的泥沼，甚至活不下去。

当事情能顺应我们的心意，内心就会生出欢喜，反之则会烦恼。人生不如意十之八九，因此每个人都吃够了生气的苦。生气时，就像乌云压头，越想赶走它，越是驱之不散。没有人喜欢生气，但却不知道该如何才能不生气，常常是越想越气得不得了。人生一定是苦乐交替的，在受苦时，不妨勤修苦难观想，让自己脱离苦海。

比如，当自己身体疼痛时，想想一定有很多人和自己一样正在受苦，甚至比自己受的苦还要重。可以观想让众生的苦都交给我承担吧，我身体上的疼痛代替一切众生所受的苦。然后，进一步观想，自己不论遭到什么痛苦和不幸，都能承受。配合呼吸，反复进行观想，就能清除内心的痛苦，让心变得安宁。

　　有人担心观想自己替代别人遭受苦难不幸，会真的把别人身上的不幸转移到自己身上，其实这是不会的。

　　在佛教上，这叫自他交换的修行，传说释迦牟尼在凡人时候转世到地狱，被狱卒要求和同伴嘎马日巴一起拖一辆马车，两个人拖不动，狱卒就不断地捶打他们。释迦牟尼当时想，与其两个人受苦，不如我一个人受苦吧。于是请求狱卒让自己一个人拖马车，狱卒没有答应，拿起铁锤敲了他一下，他就死了。要知道，地狱的众生是死不了的，不管被杀多少次，都会复生，重复受苦。所以，释迦牟尼因为一个善心，迅速死而转生，其实是一种解脱。自他交换的核心是利益他人，反而可以让自己受益。

　　做苦难无常观想，一般用跏趺坐式，或者半跏趺坐式，双手结降魔印式。

　　调整好静坐姿势后，开始观想，可以把所有受过的苦难都想一遍，感受自己的苦楚。观想的苦难可以是已经发生的，也可以是正是发生的，或者即将发生的。观想时，只需观想苦难的过程，不可在某个细节观想太深，以免停滞不前。

　　观想时，脑海中苦难的情景，体内自然会产生应对的生理准备，这样就显出了知苦不苦，从而激发出内心积极的情感。

人生受苦理所当然，但苦未必是苦，只要转一下心念，苦就会相继减弱。

8
死亡观想，摆脱对死亡的恐惧

从我们呱呱坠地的那一刻起，就已经开启了死亡的倒数计时。在佛教中，我们的寿命被分为两类。一类是定寿，指固定的寿命，如果我们已经活到了定寿，老死、病死都是自然的事，即便手段通天也不能更改；另一类是非时死亡，指原本可以活到定寿却因为违缘、意外，暴毙而亡。

无论是定寿抑或是非时死亡，都是我们生命中的无常苦难。没有人能确定自己定寿多少，也没有人能肯定自己不会遭受劫难。我们不能掌控生死，却可以通过观想死亡，认识生命的真相，觉知死亡的意义，摆脱对死亡的恐惧。

　　时常观想死亡突然降临，能引起我们内心对死亡的正视与警觉，从而激活我们的灵性能量，使身体气机获得新的生机。

　　我们可以在晚上入睡前进行观想。躺在床上，收摄心神，想象自己的身体变得僵直，死亡已经来临。我们想起家人，想表达歉意和爱意却已无能为力；我们想起事业，想起一生中的成功与失败，想起还未达成的目标悔恨错失的机会，也已经无可奈何；我们想起财产，想起房子、车子，可这些在我们死后都不会再属于自己，我们又一次变得一无所有。我们感到孤独和无奈。死亡的过程太快，一瞬之间，我们想起太多却又必须全都放下。死亡面前，我们只能坦诚，只能赤裸裸地选择最重要的人和事，只能将其他赤裸裸地抛弃。

　　观想死亡之后，还要想象光从我们的头顶汇入，将我们的灵魂带回。我们感觉到眼窝处有温暖流动，轻轻动一动眼球，感受身体不再僵直，每一个器官都在渐渐苏醒。最后，我们的身体仿佛盛开的花朵，重新充满生机。

　　死亡的过程不为我们个人意志所转移，即便有再大的不甘也只能是不了了之。常常进行死亡观想，意在让我们将应当放下的事尽量放下，应当斩除的私心尽量斩除，对世界保有清醒的认知，把自己放在恰当的位置，珍视人生，心存善念，使生活变得更有意义。

老死观想

由年轻力壮到衰老无力是每个人的必经之途，时常观想衰亡时的景象，可以帮助我们收敛心气。

当我们观想到瘦骨嶙峋，伛偻难行，吃不下饭，说不出话，呼吸微弱，脉搏渐停的状态时，感受到全身上下想动而动不了的情况，我们身体中的气机运行就会接近衰亡状态。这种状态与我们冥想后生机勃勃的状态相对比，就会让我们身体中能量物质的消耗减少，以增加组织中能量物质的储备。

病死观想

观想病痛与症状，可能会使我们真的患病。所以在进行病死观想的时候，要结合自己的身体状态。比如，患肝经病的人可以观想肾水过盛或衰竭而死，因为肝属木，而水生木，水气的虚实便可以调节肝木的虚实。这样，进行病死观想就不会对我们的身体有妨碍。

暴死观想

人为因素、自然因素、社会因素，我们的生命中随时可能遭遇横祸。观想暴死之情景，感受形体和意念分离，好像将自己从暴死尸体中分割出来，以旁观的角度观察这个情形，可以让我们身体内的生理防御形成快捷反应，还会让我们萌生慈悲之心。但暴死观想更适宜身体强壮的人练习。

9
令你神清气爽的四种观想法

意念观想的方法是综合了儒、释、道以及中医理论等各个方面的可取之处总结出来的多种有效观想程序。意念观想以放松、自然、舒适为首要，让我们将自我融入宇宙万物之中，体会化小我为大我，获得恬静、安宁、愉悦的心境，促进我们的身心完整康健。不同的观想法有不同的观想意象，这些不同的意象会带领我们体会不同的冥想过程，它们的侧重点也有所不同。

云雾洗髓观想

我们在生活中总会遇到难以释怀的东西，它们存在于我们心灵的角落，时不时就会冒出来牵扯我们的情绪，让我们念念不忘，如鲠在喉。云雾洗髓观想法会带领我们在冥想中将身心纳入云雾，将郁结于胸的忧思忧虑涤荡干净，让我们体会如同将骨髓也清洗一新的焕然之感。

想象我们全部的身心都沉浸在温和清凉的海水里，随着一吸一呼，海面上升没过头顶，又伴随云雾下落降临。我们被海水云雾的起落冲刷，感觉清凉的水雾渐渐浸入体内，身体消融。当我们练习到更深的层次时，就会感觉身体好像已经全部消失，观想世界中只有海水起落，我们自身化为光团，在海浪中飘荡。

在进行云雾洗髓观想的时候，我们的身体会跟随观想中的海浪微微晃动，又归于平静，而意识是轻缓地、上下运动着的，似有非有，化实为虚。当我们思绪繁多，心中有火的时候就很适合练习这个观想法。

月轮观想

月明之夜，寻一处清净之地，呼吸新鲜空气，观想自己化为光团，身体感触渐渐消失。皎皎明光，飘然升起，感受与天上的月轮之光融为一体，舒适自然。片刻后，光团又分离月光，缓缓下降，回到我们身处之地。数次之后，感念我们的身体从上而下渐渐恢复知觉，再用双手自头颈搓揉，行至胸、腰、腹部、四肢，直到全身温热舒适为宜。

月光之气是阴中阳气，人之生气亦为阴中阳气，进行月轮观想，让自己与月轮合而为一，可调天地之气补益脏腑，让我们感受清净，开阔思维，正气浩然。

海潮观想

大海辽阔包含万物，是天地之水的终点，是万物生命的起始。我们的身心如能同大海一般，则必然心胸宽广，生命具有活力。时常练习海潮观想，便可涵养性情，蕴藏生机。

观想自己面向大海，端坐于岸边。大海波光粼粼，宽广宏大，一望无际，清风拂过，带来海的湿咸气，清凉舒爽。我们观想海面，感受自己的身体渐渐消融，变成光，与宇宙万物等同相融，此时湛蓝的大海慢慢变小，化成盆中之水，观想盆中清液将我们包裹，从上而下灌注全身。我们好像化作山川河流，身体中每个地方都有涓涓细流，全身舒泰。

如果体虚或者肾水不足，观想海水下注，有利于增强肾气。

花丛观想

花丛代表草木生机最旺盛的时期，常常练习花丛观想，可以调节身体的气机，让我们活力旺盛。

放松身心，感受到身体触感消失之后，观想自己所处花丛之中，周围鲜花盛开，娇艳明丽，清香暗涌，清澈肺腑，自己仿佛也化作一枝花朵融于花丛之中。

观想不同的花朵，其功效也有所不同。比如，观想春兰可使心胸开朗，心生喜乐，肝气顺调；观想荷花，则身心清凉，心经通顺。不同的季节也可以观想不同的花丛，比如，春季练兰，夏季练莲，秋季练菊，冬季练梅，都是可以的。

第九章
冥想的误区——千万不要走火入魔

1
在冥想中，不要被内气运转所误导

内气，是冥想时在体内运转的暖流真气，或是凉气，因人而异。"气"的存在很难琢磨透彻，但内气运转确实有一定规律。"气聚丹田"后，内气会越来越旺盛，这股内气流经各个经络。若是一些穴位，依次有热流涌动之感，那你就感知到了内气运转。

道家的内丹术修炼的便是气功，将"精、气、神"集结一体，行气于任督二脉之间，为小周天，气通八脉，为大周天。运气之间，气的能量是很难把控的。有人说，冥想时心到、意到，便能气到、力到。如果一个人心烦意乱，内气运转自然会窒碍难行。

有的人，内气沿脊椎督脉，行至尾闾、夹脊和玉枕三关时，上行，没有足够强的意念，下行，无路退回丹田，如此不上不下，身心就会非常不适。有的人，内气滞留在头部，让人有头顶重石的窒息感，这就是常说的"气冲头"。一些人气通任督之后，暖气没有归定之处，就会浑身躁动，甚至身体不由得要动起来；而有些人是一静下心来，内气就会自动流转，让人久久难以摆脱。这些问题，统称为冥想中的"内气不止"。

冥想是在身心放松之余，求得意念的原初之态。内气运转，则会增加个体意念的负担，不利于冥想。最简单的应对方法就是，停止运气、停止冥想。

一旦发觉自己体内气息浮动，流转于丹田之外，不要试图去控制气、神，缓缓睁开眼睛，转移注意力。虽然内气难以控制，但不必过于紧张，意识散乱了，反而容易失心、失神。将思想意识的聚焦点，由内部转向外部，内气没了意念的支撑，就会逐渐消失了。

若是内气运转至局部，出现了问题，可以对局部穴位进行按摩，拍打相关区域，让气扩散开来。若是内气在全身窜动，也可拍打全身，直至异样消失。如果自己解决不了，还可以配合针灸、推拿。

南北朝的陶弘景，在《养性延命录》中提到："纳气一者谓吸也，吐气六者谓吹、呼、嘻、呵、嘘、呬，皆为长息吐气之法。"用这个六字诀呼吸法，也能排解内气不止的问题。

每用一个字的发音来呼吸，就会牵动不同的内脏经络，气血运行各有各的好处。"吹"补肾气，"呼"养脾气，"嘻"调三焦，"呵"补心气，"嘘"平肝气，"呬"补肺气。

在训练之前，先调整好自己的姿势。两脚开立、与肩同宽，或是盘腿而坐，全身放松，背部挺直，呼吸节奏放缓。先呼后吸，在呼气时念出字音，提臀收肛，重心移到脚后跟。每个字呼出六遍，辅以舒适的手部姿势，念完后先调理一下气息，再进行下一个字的训练。

需要注意的是，六字诀只是提供一个方法。冥想时，其实也可以随意选择某一个字使用。不要为了念好字音，强行改变自己的呼吸节奏，这样气息会更乱。要在最自然的呼吸之间，念字、发音，冥想的调息效果会更好。

《黄帝内经》言："恬淡虚无，真气从之；精神内守，病安从来。"意念是控制内气，最能静心。行气可以帮助冥想提纯升华，但也会扰乱心神，关键看自己如何应对。我们还是要保持灵神的至上，不为内气所迫。

2
警惕！过于强烈的意念会导致走火入魔

闭目冥想，用意念来掌控呼吸，能宁神强志。但控制不当，就会"走火"。冥想时，脑海中观想不灭。若是有人妄图用意念引出气感，强行让这微弱、断续的气感行于体内，就会耳痛目赤，口鼻生疮，直至全身焦灼，心浮气躁，入失心癫狂之境。这就是"走火"。

火，有文火和武火之分。在我们无欲无求时，体内就没有多余的气，身体处于阴阳平衡的状态，但不是每个人都能一直处在这种状态里。如果一个人带着杂念和恶念开始冥想，譬如贪婪、嫉恨、忏悔、执念等，这些情绪会逐渐被放大、强化，让人心神不定，就会出现"武火"。此时，如果不以文火温养调和，就会加剧阴阳失调。这股火气，轻则致人头昏脑涨、胸腹不适，重则会引起意识错乱，行为异常，一发不可收拾。

冥想虽好，但对意念薄弱的人来说，就是一种危险。英国伦敦大学和美国加州大学的联合研究显示，强度过猛的冥想可能会混淆一个人的记忆，让人分不清楚现实和幻想。如有些证人目睹了惨无人道的案发现场，冥想后这些场景挥之不去，最后精神错乱；有些曾有精神疾病的患者，在冥想之后会诱发旧疾，甚至出现创伤后应激障碍。

除了特殊人群，也有许多正常人练习冥想时，呼吸急重、意念难控而躁乱的。比如冥想中回忆起过世的亲人，幻想出魑魅魍魉的恐怖形象，被吓得失魂落魄。

曾有位名为红南的网友分享了他的真实经历。当他坐着冥想时，感觉体内有个热气团自丹田，上升到胸部，逐渐扩散开来。当他感觉浑身发烫，心脏负荷过重，难以忍受时，去医院进行治疗。后来，他的身体恢复了正常，可因为过度惊吓，患上了焦虑抑郁症。

对此，暨南大学附属脑科医院的左小萍表示，如果冥想中确实方法不当，走了火，是可以进行抗精神病药物治疗的。中医以凉剂散热，以泻剂祛火，西医以安神药定心神，都可尝试。另外，她还强调一些特定人群是不宜进行冥想的，如精神疾病患者、脑梗死和脑出血的患者、迷信的人。

走火，是意念过强，内气横冲直撞导致的，也可能是情绪强烈，能量侵蚀意识导致的。清心寡欲之时，能量值是最低的，但如果生气了、高兴了，能量值就会越来越高，情绪凌驾于理性之上。基督教有这样一句话，"你心里的声音不一定都是你的。"可见，情绪的力量不可小觑。

情绪，是意念之山中的岩浆，平静时，给意念培育丰富的矿物资源，一旦爆发了，就会灼伤整座山。好在，相比岩浆，情绪是可控的。在冥想中控制自己的情绪，要有足够的耐心。恐惧、愤怒、怨恨、傲慢……当你正视这些情绪，不受干扰地审视、反思，你会发现所有的情绪，大多都是夸张的产物，甚至荒谬无理。既然如此，就要适当地引导好情绪，学会淡忘与放下，别让自己沦为情绪的奴隶。远离火气，冥想才能达到清明之境。

冥想在心理学上，被解析为一种心理暗示。即便出现了难以自控的情感，或是难以承受的幻相时，都要戒骄戒躁。依照意念与本心，徐徐入静。不要生出厌烦之心，也不要强行入定，该放弃时就放弃，直接熄灭体内的邪火。

熄火养神，就是停止冥想，将注意力外移。不再执着于追求自己身体和意识出现的一些特殊情况，心无旁骛退出冥想。随后，多观察外部事物，平息体内躁动的气息。

有时体内的火气并不旺盛，可以用"赤海搅龙"的养生法退火，继续冥想。在《养生铭》中，唐代名医孙思邈介绍了"晨兴漱玉津"这一传统的口腔养生法。这位年过百岁的中医，每天早上，都会活动舌头，用"赤"舌搅出唾液，然后徐徐咽下。为何这种方法能纠正走火呢？

李时珍在《本草纲目》中对此解释说，人的舌头下有四个穴位，"二窍通心气，二窍通肾液"。现代医学也证明了，人体口腔中的唾液中能强化血管弹性，增强结缔组织的生命力。人体由外至内，温润如浸，经血活泛，心神如沐清泉。

练习这个"舌功"，需得心平气静，心气和肾液才能流入舌下，聚成津液，道家称之为金浆玉醴。将舌头在口中，按照自上而下、自左而右地搅动九次，产生唾液。将这些唾液鼓漱几次，分作三口慢慢咽下。在咽津纳气之间，将意念凝于丹田之间，宜从缓从轻。

要想纠正、杜绝走火，还是要增强自己的意志力。所有的念头都是虚妄的，仅仅是我们幻想出来的。试着从冥想中走出来，也许更能观察到冥想的正确状态。一念清净了，眼见真实，便不会走火失心了。

3
别在幻想中陷入魔城

有静坐者清晨冥想，自觉额间有旋转白光，映射出一座古庙宇；有人一进入冥想，就感觉自己被黑暗吞噬了，身体也无法动弹；还有人在入睡前冥想，听着冥想音乐，身心犹如漂浮于天地之间，随风荡漾……冥想中，常有幻景诱人心神。

幻景，缘何而来？每个冥想者，都有七情六欲，都有纷繁往事。昔日种种，在内心沉寂下来后，就会被唤醒，融入新情绪、新想法，就成了幻景。有的冥想者，收获了别人分享的经验、冥想方法，自己也想小试牛刀。大脑接收到了这个信号，于是幻想出某种经历，满足了体验需求。还有些幻景则是来自外部环境，熟悉的住宅、游玩过的河流山川、看过的浩瀚星河，都可能是幻象的前身。总之，幻象都是源自内心深处的念想，是"庐山真面目"前的一层雾障。

远看，薄雾渺渺，如入仙境。若你沉迷于自己的幻象中，不辨真伪，终将成为这片幻城中的囚徒。本是寻求静心踏实的冥想，如果强求入定，又未能识破幻景，费心劳神就如水中捞月一般，便会心性失控，严重者甚至会患上精神疾病，这就是"入魔"。

执迷于幻想，是冥想中的一大禁忌。当然，不是所有人都会在冥想时，出现幻象。没有遇到，冥想一切照旧；若是遇到了，也不必惊惶害怕。

要知道，所有的幻象，都是自我意识的投影，即便是面目可怖的妖魔鬼怪，也无非是自己的"心魔"罢了。北京大学心理学硕士武志红认为，梦境是自己现实生活的一种映射，而冥想中的幻象也是如此。有感观不好的幻景出现，这就意味着自己的内心中有消极的念头在生根发芽。不要畏惧恶相，接纳本真的自己，扫清阴霾，往后的冥想便不至于魔怔了。

冥想中走入魔城的，都是那些急躁冒进、心怀不正的人。一味推崇冥想的境界，就会用错方法、用错心。

达到某种境界，并不值得吹嘘，也不能代表自己的功夫深厚。而且，卡在某个"境界"，就容易走向虚妄成魔的极端。冥想只是一个让自己身心解脱的过程，境界只是一个副产品。找到合适自己的冥想法，享受这个过程，开始正念冥想。

静心、清欲的冥想静坐，很少会招来灵扰。进入了深度冥想，身心归于平静，我们的感知力是不断增强的。当大脑的神经元随机触发时，我们能看到的幻象会越来越多。正念冥想，需要抛弃这些幻象，一切皆空。但总有一些顽固的幻象，是我们挥之不去的。反省自己的行为、处事，自己冥想的目的是否纯粹，谨记正念，就能抵挡住各种负面灵体的干扰。

不要轻易走近幻景，先观察，再理解。观察这些幻景，是否由自己不纯正的思想、走偏的欲望幻化而成，再剖析每个意象背后的"念想"。当你代入自己的念想，就进入了幻象，如果你相信自己的念想，难以自拔，就会着相，也就是着魔。训练自己冷静审视念想，留意每个念想，不为其左右，就不会为相所困。

很多人在练习冥想，却不懂得自我觉知。有人将幻象的指引奉为天命，有人喋喋不休地与"神灵"沟通，其实都是因为他们在无意识地冥想，没有觉察到自己。

如果你总是带着某个念头开始冥想，并对这个念头创造的情景深信不疑的时候，就可以刺激自己开始觉知。把意识的重心都放在念头的"知道"上，不用特别留意念头的变化，也不用死守、压制这念头。领悟念头和自知的关系，训练自己"知道"和"定心"的功夫，就很容易从幻景中走出来。

《四十九章经》有言："任他千变万化，一心不动，万邪自退。"《听心斋客问》说："心若不乱，见如不见，自然消灭，无境可魔也。"消除幻境、驱除邪魔最好的办法，就是不信、不回应，直接无视。就像坐火车，窗外的风景，只是我们到达终点路上的消遣。若是风景秀美，就多看几眼，但不能停下脚步；若是漆黑山洞，就闭上眼睛，静心等待光明。

在冥想的世界里，察觉到危险，任何办法都无法帮助你深入到内心的潜意识中。将平静纳入心灵，找到生命内在的和谐力量，才能驱散所有的梦魇。只有我们自己不受诱惑，多做一些主动的、积极的幻象，才能安心冥想。

4
不要把冥想当作逃避现实的方式

冥想，可以改善睡眠、增强注意力，甚至减轻身体的疼痛，种种好处都得到了科学的验证。哈佛大学的萨拉博士研究发现，冥想还能释放压力、缓解焦虑。于是，越来越多人，在遭遇生活的痛苦后，借冥想来逃避现实。

独自闯荡的林女士，常常静坐冥想来修身养性。她说，静坐一会，身心顿时就畅快了，气顺了，心灵好似得到了抚慰。她的欲望越来越少，工作得过且过，爱情也不强求，来去无牵挂。

这样的生活看似超脱自在，但她已经开始与现实脱轨了。她不愿意熬夜加班，工资微薄，勉强维持生计；她也不爱社交，与同事关系淡漠，需要帮助时都没人伸手；她多年单身，心中忧思无处可诉……平平淡淡的生活里，处处都是鸡毛蒜皮的烦恼。

烦恼郁结于心，林女士就会自费参加各种课程。远离工作和狭小的出租屋，找一个僻静的冥想静修营，读经、内关、打坐……看似寡淡的活动，开销不菲。她的灵魂得享短暂的安静，但生活中的烦恼依然存在，并不断累积。其实已经是一种恶性循环了。

也有人为了追求虚无缥缈的宁静，直接抛下正常的生活，成日委身在寺庙等修行之地，将逃避美化为"断舍离"。不知自省、不思进取，放任自己在所谓的修行中日渐消沉。还有人将解决现实问题的重担，寄托在冥想上，最后走火入魔。一个连自己的生活、人生都不愿负责的人，通过冥想能得到什么呢？只有无尽的自我欺骗与麻木无情。

刻意追求浅层化安静的冥想，是一种偏执愚蠢的做法。虽然在短时间内，能排解内心的失望、迷茫、无助，但并没有彻底解决掉情绪的诱因，困境依然存在。一旦养成逃避式冥想的习惯，残酷的现实，随时会击垮刚建立起来的自信与平和。人都会沉溺于美好幻象中，感受其中的快乐与满足，此时冥想就成了欲望的温床，让人丢失了回到现实的勇气。

有益的冥想，应当是引导人放下厌世的情绪，教会人于瞬息万变的世间找到落脚点。痛苦也好，无奈也罢，都是因为自己无能。行走于世间，苦乐无常，得失有命，也不必因为一时的无能而心生逃避。我们无力改变的事，就在冥想中放过；那些还有转机的事，就在冥想中试图唤醒身体里的潜能。

无论被什么情绪主导，身体的反应是第一性的。心慌意乱、手脚出汗，或是难以言喻的不适感，都是身体建立起了防御机制，在暗示你要做积极的调整，进入"舒适区"。此时可以用呼吸冥想法来保护自己的身体，将意识归一，集中在呼吸节奏上。试着去感受，将气息吸到身体中不舒服的位置，慢慢吸满，屏息稍停，再慢慢呼出。在吐故纳新之间，缓解身体局部的不适感。刚开始，也许只能感受到些许变化，练习得多了，就很容易感受、把控当下的身心状态了。

心理治疗师杰克·康菲尔德认为，冥想并不是一种用于逃避现实世界的方式。放下不是忽视、压制负面情绪。我们在现实生活中所承受的困苦，大都是身、心感知到的。冥想在身体放松时，缓和了生理上的不适；在深入内心时，觉察出正念，去适应、抚平心里的消极情绪。随后，达到身心解脱的境界，了悟真实的自我，将这份清醒延续到现实生活里，欣然面对世间百态。

　　作为一个媒介，冥想连接着现实与真我。冥想中，不断涌现出来的往事，一幕幕重演；关于未来的忧虑，一点点被放大。将这些念头从脑海中一一挪出去，我们就能进入到纯然意识的临界点，继续深入，就能体验到本我、自我、超我这三个人格。静而生慧，探究得越深，改变现实的意识和能力就会越强。

　　条条大路通罗马，一个问题难以解决，很有可能是因为自己在重复同一个惯用的方法。在冥想中，我们可以跳出自己的行事逻辑，站在更高的位置，从新的角度去旁观、分析。不要被自己的惰性、所谓的自尊心所左右，为了实现超我，静心想出新的对策，让冥想成为一种新的思考方式。

　　如此费神的冥想不可贪多，定期足矣。确实冥想能让人焕然一新，仿佛世界的清晰度都变高了。但冥想的时间长了，不仅危害身心，也背离了冥想最初的目的。虽然冥想方法、冥想技术越来越多，但冥想还是很难解决所有的情绪问题。问题严重者，不要沉溺于自我冥想中，而应当咨询专业的心理治疗师。

　　虽然冥想对现实的影响甚微，但能够改变我们的看法与行为，进而改变我们的生活与世界。过度依赖冥想，不过是虚度人生罢了。让冥想的好处，在生活中一一体现，才是大智慧。当结束一场冥想时，人是与世无争的，也是清明平稳的，此时的创造力、觉察力等都是一等一的，把握这个时机，处理好现实问题。

冥想的意义，不是帮助我们逃离真实的世界，而是让我们在身心俱疲的时候，提供一种看世界的新方式。既然现实中充满了烦忧，最终还是要回到现实中去解决的。不躲避，无论喜悦痛苦，都值得正视，静心体会。

5
冥想不是让你"一动不动"地
忍受身体的不适

冥想时，身形总是保持同一个姿态，不免会僵硬、发麻、丧失知觉，或是气短胸闷、心跳加速等。身体出现不适，必须要保持"一动不动"吗？答案是不！

静坐只是冥想的一种训练法，瑜伽、进食、步行等动态训练也是冥想的形式之一。冥想绝不是"静止不动"的，而是在身体处于松弛有度的状态下，观察呼吸、专注当下，达到凝神聚气的目的。有些人在练习瑜伽时，随着身体的伸展，去体察呼吸之间身体的律动，去感知内心的波动，由急入缓，由激动到平静，身心同时得到了极致的放松与享受。

冥想法多种多样，只要能将冥想的真谛运用于现实生活中，对修行者的身姿是没有任何要求的。静坐沉思时，即使改变了原来的姿势，也不会被视作定力不够、修心不诚的行为。说到底，冥想更像是一个让身心享受的工具，而不是故意让人吃苦受罪。让人感受到生理痛苦了，那这场冥想也很难抵达精神层次了。

长时间坚持同一种冥想方式，对身体也是一种伤害。把静坐、瑜伽等看作为一种健身运动，强度太大，局部的肌肉、筋骨自然也会受到磨损。而且，冥想的精神消耗也不小，在高度专注下，平常身体能感受到的细微变化，会成倍放大。在冥想的情境中，身体的承受能力是被削弱了的，因而不必逞强。

一对师徒对向打坐。小和尚的手被一只蚊子咬了，瘙痒难耐，可他一动不敢动，拼命忍着，越忍越心烦意乱。虽跪坐之礼没有半分差池，但小和尚早已无心禅修。他看了眼老和尚，见师父岿然不动，心下更是难安。

小和尚忍受许久，实在憋不住了，便问老和尚："师父，身上痒痒，怎么办？"

老和尚见怪不怪，说："挠挠，就好了。"

如果自己的姿势确实不舒服，或是身上很痒，是可以适当动一动的。只有消除了身心的干扰，才能静下心来。舒展身体以后，呼吸节奏乱了，及时将注意力从不舒服的部位移至心灵，几次深呼吸就能沉静下来了。若是有心跳加速或者胸闷的情况，要酌情停下来，无法缓解的时候，尽快就医检查，查看身体是否有不适宜冥想的病症。

静坐，是冥想最简单的一种外化形式。静坐冥想，唯一的要领就是随心所为，无须刻意追求坐姿。但大部分人静坐时，都会选择盘腿坐下，手臂自然下垂，置于膝盖上。再舒缓的姿势坐久了，也会腰酸、腿麻。

想要尽可能舒服地久坐，可以挑选厚度、硬度适宜的坐垫或蒲团垫在臀部，使膝关节略低于髋关节。这样地落差能让脊柱腰曲段的弯曲，保持在正常生理弯曲范畴内。我们的脊柱仿佛被提起来，向上延展，用最小的肌肉力量支撑着头部。

在坐下前，一定要充分活泛体内经血，做好热身练习，尤其保护好脚踝和膝关节。做脚踝练习时，以直角坐姿坐下，吸气时向前蹬腿跟，呼气时绷紧脚尖，连续五组即可。做膝关节练习时，直角坐姿坐下，弯曲右腿，双手交叉扣住右大腿，让右大腿靠近上半身，脊背保持挺直，肩膀自然放松。配合呼吸，让左腿向前伸直，脚跟远蹬，脚趾回勾。连续转动五圈。稍作休息，换另一侧。

热身运动做完了，也不能保证静坐时不会出现痛感。如果出现了痛感，不要轻易就烦躁、恐慌，要理性、慎重地感知、观察。辨别这痛感是心理暗示增强的，还是达到了生理承受的一定限度。如果是心理延伸出的想象，就调和心态，平常心看待，稍作休息。如果确实是身体出了问题，就立刻结束自己的冥想，让身体慢慢恢复。

有静，我们才能察觉律动；有动，我们才能体悟静。无论选择了哪种冥想方式，感到身体不适了，大可以设法调整，甚至中断冥想。即便我们按了暂停键，也不会影响新一轮的冥想，可能效果会更好。

6
不刻意追求通过冥想达到某种境界

工作、家庭、学习……生活中的方方面面，大家都在追求更高的层次。这种攀比的功利精神，也渗透到了冥想中。冥想大师鼓吹着自知自觉、空无一物、天人合一的境界；初学者也想着赶紧入门、早日精进，有所开悟。刻意追求某种境界，就与冥想的初衷背道而驰了。

其实，冥想没有明确的层级划分，也没有什么特殊的境界可言。人人都可以练习冥想，就如吃饭、锻炼一般平常。坚持练习，每一次都会有收获，也许并不明显。但慢慢地，你会发现身体有很多微妙的、好的变化。

常人所推崇的冥想境界，绝非一朝一夕就能达成的。从瑜伽八支，到佛教"禅定"、道教"忘坐"，都是需要长时间的修行，才能有所顿悟。纵然慧根深种，佛陀也要修行六年，达摩还要面壁九年，才堪堪开悟。

现实中，那些以打通任督二脉、洞悉外物为目标来练习冥想的人，不仅没有如愿达到境界，还赔进了身家、健康。冥想，仅仅是一个调节身心的工具，能优化生活与精神状态就足够了，不要赋予它太多的层级和高深的目的。

《瑜伽之光》中有一段关于冥想的描述，"你的精神会处于无拘无束的意识状态，并感受到一种无上的极乐，仿佛一道闪电，好像看到了超越天地间的光芒，看到了自己内心的光芒。"要达到这种境界，恐怕只能靠自我幻想了吧。在高度专注的瑜伽中，冥想者的所思所想，依次集中于呼吸、感官、心神，那么种种幻想，就是一种杂念，不必执着才是。

冥想，求的是心平气和，而不是"空无一物"。铲除所有的念头，让内心一片空白，这种尝试无疑是在挑战自己的极限。哪怕某一瞬间你的脑海中，空近似于无，你也会想："我没有念头了！"可见，这种空无的境界诉求，只是一种妄想，完全不符合人体的生理规律。

眼睁睁看着刚出生的儿子得病去世，何先生悲痛欲绝。他在朋友的引领下，开始练习冥想。他原以为，冥想能让他进入到空无的状态，暂时得以解脱。坚持了几年的冥想，何先生说，无论怎么努力，他都能真切地感知到自己的存在，始终达不到那种空无的境界。

借助冥想来麻醉自己，试图埋藏、泯灭自己的感情、意识，实则是一种怯于面对自我、不知所措的表现。抱着这样的目的，冥想者是在否认自我和现实存在的意义，看似能达到无我的境界，但瑜伽科学证明了，无我的境界是不可能达到的，人们能从瑜伽中获取的只有内心的和平与安宁。不要再追求虚妄的境界，用心体悟内在智慧和深层意念，回归现实后才能涅槃重生。

有人认为，冥想是为了做好一件事情而集中念力，达到无往不胜的境界。但冥想就是纯粹的注意力，没有需要注意的内容，也没有注意的对象。如果你带入了意图，冥想就成了你正在进行的一项活动。区别就在于，冥想既不需要"活"的主动，也不是一动不动的被动，它能起到的现实作用是有限的。

如果你总是在冥想中关注如何做好一件事，冥想时时刻刻会成为一种负担，完全不能舒缓身心。抛开追求无往不胜的心态，放慢冥想的节奏，只需注意到身体的呼吸张弛，你就能品味到冥想的甘甜。

冥想不求避世绝俗的境界，而是教人专注当下。在飞逝的时光里，冥想就是一条河，让我们渡向彼岸，而不是漂泊无依。冥想时，只需专注心力，静坐时关注静坐，观息时关注呼吸。对生命的认知，是在宁静的心境中感应到的，无关环境，无关闹静。总是被消极避世的想法左右，冥想就和禅修别无二致了。

生命的实相，还是生活。冥想只是一种生活方式，从实处来，还得去往实处。贴近真我、真实、自然，远比空中楼阁，让人感到踏实。学习、掌握了那么多冥想法，若是不落到实处，就是在浪费自己的人生。

接触冥想的人越来越多，希望达到殊胜境界，就能达到吗？必然不是。且不论急躁妄心之下，是走火入魔，还是独辟蹊径，就说拼命努力的方向，就一定是自己追求的境界吗？即使到了胜境，心生欢喜，贪恋不去，也会受损而不自知，何况大多数人都到不了胜境，若是魔境，更是得不偿失。有涵养的人，入境自持，出境有度，冥想的功夫也就到了。

有境界的冥想，自然是好，但也无须刻意追求一定的境界。别把心锁在追求境界的小境界里，将其置之度外，让意识回归平静，才能一生万象，于不知觉间渐入佳境。